RÉPUBLIQUE FRANÇAISE

DÉPARTEMENT DU NORD

CHAMPS

DE DÉMONSTRATION ET D'EXPÉRIENCES AGRICOLES

DE 1893-94

RAPPORT

DE

M. Louis GOMON,

PROFESSEUR DÉPARTEMENTAL D'AGRICULTURE

LILLE,
IMPRIMERIE L. DANEL,
1895

RÉPUBLIQUE FRANÇAISE

DÉPARTEMENT DU NORD

CHAMPS

DE DÉMONSTRATION ET D'EXPÉRIENCES AGRICOLES

DE 1893-94

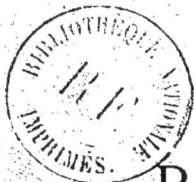

RAPPORT

DE

M. Louis COMON,

PROFESSEUR DÉPARTEMENTAL D'AGRICULTURE

LILLE,
IMPRIMERIE L. DANEL,

1895

RAPPORT

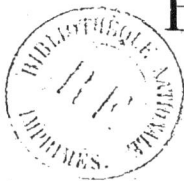

ADRESSÉ

à M. le Ministre de l'Agriculture

ET

à M. le Préfet du Nord.

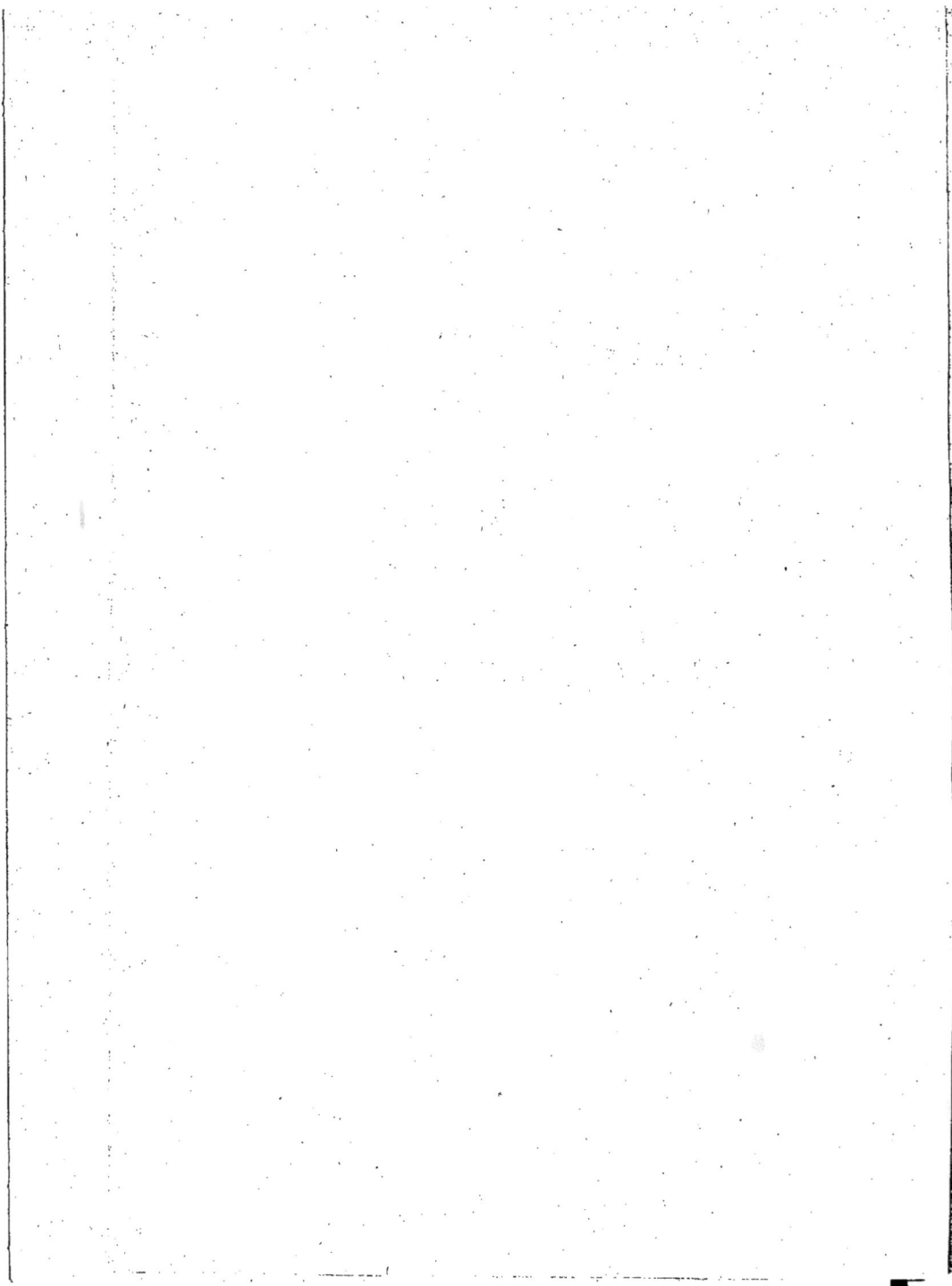

Les champs d'expériences et de démonstration étaient en 1893-94 au nombre de 102, répartis dans tous les arrondissements du Nord.

Lin	25
Pommes de terre	38
Seigle	3
Blé	5
Avoine	3
Betteraves fourragères	1
Vesce velue	15
Essais d'engrais sur pâtures . . .	12
TOTAL . . .	102

Pour chacune de ces catégories d'essais, nous donnerons successivement en nous occupant de chaque champ, des renseignements circonstanciés sur les conditions de culture dans lesquelles ils ont été établis et les rendements obtenus. Nous discuterons ensuite chaque catégorie d'expériences et nous analyserons l'ensemble des résultats pour en tirer les conclusions qu'ils comportent.

LIN

Nous avons continué en 1894 nos expériences sur les variétés de lin dans 25 champs; 17 d'entre eux ont été consacrés à la continuation de l'étude des variétés de Pskoff de provenances différentes, comparées aux lins de Riga. Dans 8 autres, nous avons ajouté aux 8 variétés que nous expérimentons depuis quelques années, 10 variétés nouvelles que M. Faucheur, président du comité linier, nous a fait expédier de Russie.

M. Victor BECUWE, à Zeggers-Cappel.

Riga tonne......................	10 ares	Pskoff Rucker....................	10 ares
Riga sous-tonne	10 ares	Pskoff Vilmorin	10 ares
Pskoff russe Vallet	10 ares	Pskoff Vilmorin sous tonne........	10 ares
Pskoff russe Vallet sous-tonne	10 ares	Lin de Livonie	10 ares

Nature du sol. — Argilo-siliceux en bon état.

Cultures précédentes. — En 1891 : Fèves avec fumier de ferme.
1892 : Blé avec fumier de ferme.
1893 : Avoine sans engrais.

Fumure. — Engrais spécial Vallet-Roger, à raison de 1000 kilog. à l'hectare.

Semailles. — 21 mars.

Levée. — La levée a été régulière pour toutes les variétés.

Végétation. — La végétation a été assez bonne pour toutes les variétés, cependant les lins ont légèrement souffert de la sécheresse au début, mais les pluies du 8 au 25 juin ont causé quelque verse dans toutes les parcelles ensemencées en lins fins.

Les Riga ont mieux résisté par suite de leur taille moindre.

A mentionner quelques parties brûlées chez le Riga et toutes les sous tonnes.

Etat des rendements à l'hectare :

	Riga		Pskoff russe Vallet		Pskoff	Pskoff Vilmorin		Lin de Livonie
	Tonne.	Sous-Tonne.	Tonne.	Sous-Tonne.	Rucker.	Tonne.	Sous-Tonne.	
Rendements à l'hectare { lin en graine	5.520	5.970	5.550	5.730	6.000	6.030	5.370	5.370
{ lin battu ...	4.680	4.810	4.750	4.930	5.200	5.230	4.570	4.570
Valeur marchande des 100 k. de lin battu	14 fr.	14 fr.	15 fr.	15 fr.	15 fr.	15 fr.	15 fr.	15 fr.
Rendement en poids du lin roui	4.010	4.130	4.070	4.230	4.460	4.480	3.920	4.070
Rendement en poids du lin teillé	1.000	1.030	1.020	1.050	1.110	1.120	950	1.020
Valeur marchande du lin teillé (le kil. 1/2)	1 fr. 85	1 fr. 90	1 fr. 90	1 fr. 90	1 fr. 90	1 fr. 90	1 fr. 90	1 fr. 90
Rendements à l'hectare en graine.....	450	450	720	720	720	620	620	700
Valeur marchande des 100 kil. de graine	25 fr.	25 fr.	25 fr.	25 fr.	25 fr.	25 fr.	25 fr.	25 fr.
Poids de l'hectolitre de graine........	70 k.	70 k.	70 k.	70 k.	70 k.	70 k.	70 k.	70 k.
Hauteur moyenne des tiges...........	0m65	0m65	0m80	0m80	0m80	0m80	0m80	0m85
Résistance à la verse...............	B	B	Pas.	Pas.	Pas.	Pas.	Pas.	Pas.
Précocité........................	Préc.	Préc.	Préc.	Préc.	Préc.	Préc.	Préc.	Préc.
Couleur de la paille à la maturation..	B	B	B	B	B	B	B	B
Qualité { de la paille	B	B	B	B	B	B	B	B
{ de la graine	Pas.	Pas.	Pas.	Pas.	Pas.	Pas.	Pas.	P

(Résultats certifiés par MM. Carton Augustin, Maraut, Dupauselle).

Produits bruts en argent à l'hectare :

	Riga		Pskoff russe Vallet		Pskoff	Pskoff Vilmorin		Lin de Livonie
	Tonne.	Sous-Tonne.	Tonne.	Sous-Tonne.	Rucker	Tonne.	Sous-Tonne	
Produits bruts : { en lin battu	655 fr. 20	673 fr. 40	712 fr. 50	739 fr. 50	780 fr.	784 fr. 50	685 fr. 50	685 fr. 50
{ en graine........	112 fr. 50	112 fr. 50	180 fr. »	180 fr. »	180 fr.	155 fr. »	155 fr. »	175 fr. »
Totaux	767 fr. 70	785 fr. 90	892 fr. 50	919 fr. 50	960 fr.	939 fr. 50	840 fr. 50	860 fr. 50
Différences sur le témoin...,........	——	+18 f. 20	+124.80	+151.80	+192.30	+171.80	+72 f. 80	+92 f. 80

M. BONNEVILLE, François, fils à Fontaine-au-Pire

(M. Decaudin, instituteur, collaborateur).

Sous-tonne Pskoff Vilmorin et russe Vallet (mélangé) 30 ares.

Pskoff Vilmorin................. 10 ares | Lin de Livonie .... 10 ares
Pskoff russe Vallet............. 10 ares | Pskoff Rucker.................... 10 ares

Nature du sol. — Argilo-siliceux.

Cultures précédentes. — En 1891 : Luzerne.

En 1892 : Betteraves avec 1000 k. tourteaux de Ravison à l'hectare.

En 1893 : Avoine sans engrais.

Fumure. — Tourteaux de chanvre . . . 700 k.
Superphosphates . . . . . 340 k.
Chlorure de potassium . . . 90 k. } à l'hectare.
Sulfate d'ammoniaque . . 90 k.
Nitrate de soude . . . . . 90 k.

Semailles. — 6 avril.

Levée. — 13 avril pour les sous-tonnes, et 15 avril pour les autres parcelles.

Végétation. — La végétation a été excellente pour toutes les variétés qui n'ont eu à souffrir que des pluies trop fréquentes. A la maturation, les lins étaient fort beaux ; les sous-tonnes de Vilmorin et Vallet (mélangé) n'ont pu résister à la verse, pas plus que les Pskoff Vilmorin. — Le lin de Livonie et le Rucker, restés beaucoup plus petits, ont eu moins à souffrir de l'humidité, aussi la qualité de leur paille était meilleure, le produit brut en argent à l'hectare est plus élevé.

Il est regrettable qu'une parcelle n'ait pas été réservée au lin de Riga qui aurait servi de témoin.

État des rendements à l'hectare :

	Sous Tonne' Pskoff Vilmorin et Russe Vallet (mélangé)	Pskoff Vilmorin	Pskoff russe Vallet	Lin de Livonie	Pskoff Rucker
Rendements à l'hectare { en lin en graine.	6.380	7.200	8.700	8.000	7.900
en lin battu....	6.933	6.640	6.880	6.520	6.640
Valeur marchande des 100 k. de lin battu	13 fr.	13 fr. 50	15 fr. 50	16 fr.	16 fr.
Rendements à l'hectare en graine.......	483 kil	517 kil. 5	653 kil.	568 kil.	655 kil.
Valeur marchande des 100 k. de graine.	29 fr.	29 fr.	30 fr.	30 fr.	30 fr.
Poids de l'hectolitre de graine........	69 kil.	69 kil	71 kil.	71 kil.	72 kil.
Hauteur moyenne des tiges..........	0.95	0.95	0.90	0.88	0.84
Résistance à la verse................	M	M	Pas	B	B
Précocité..........................	Moy.	Moy.	Moy.	Moy.	Moy.
Couleur de la paille à la maturation....	Pas	Pas	Pas	P	B
Qualité. { de la paille...............	Pas	Pas	Pas	B	B
de la graine.............	Pas	Pas	Pas	B	B

(Résultats certifiés par MM. Philippe Lenotte, A. Malaquin, Delcroix et Decaudin.)

Produits bruts en argent à l'hectare :

	Sous Tonne⁵ Pskoff Vilmorin et Russe Vallet	Pskoff Vilmorin	Pskoff russe Vallet	Lin de Livonie	Pskoff Rucker
Produits bruts { en lin battu	901.29	896.40	1066.40	1043.20	1062.40
en graine............	140.07	150.07	195.90	170.40	196.50
Totaux........	1.041 36	1046.47	1262.30	1213.60	1258.90

M. CAUDRELIER-HACHE, à Coutiches.

Riga sous-tonne.................... 6 ares   Pskoff russe Vallet................ 6 ares
Riga tonne .... 6 ares   Lin de Livonie.................... 6 ares
Pskoff Rucker................. ... 6 ares   Pskoff Vilmorin.................... 6 ares

Nature du sol. — Argilo-siliceux.

Cultures précédentes. — En 1891 : Blé avec tourteaux.
            En 1892 : Betteraves porte-graines avec
                  fumier, tourteaux et nitrate.
        En 1893 : Blé avec purin.

Fumure. — 1000 k. de tourteaux en février, à l'hectare.
        500 k. engrais spécial pour lin,   »
        400 k. tourteaux ricin,   »

Semailles. — 22 mars.

Levée et Végétation. — La graine de Livonie, le Pskoff russe Vallet, le Riga sous-tonne et le Rucker ont levé régulièrement du 2 au 5 avril. — Le Riga sous-tonne et le Pskoff Vilmorin deux jours plus tôt. — La végétation a été régulière pour toutes les variétés, sauf pour le lin de Livonie qui a eu beaucoup à souffrir des pucerons. La tige de cette variété est devenue grossière, très inégale de hauteur et très branchue.

Les autres variétés ont eu, au contraire, une végétation tout-à-fait luxuriante. Les lins ont acquis beaucoup de taille, sous l'influence des pluies venues au moment propice, et leur tige beaucoup de finesse, et par suite une grande valeur. C'est ce qui explique les prix élevés que l'on peut constater dans les tableaux ci-dessous, et les produits bruts en argent absolument inusités qui suivent l'état des rendements.

État des rendements à l'hectare :

	Riga.		Pskoff Rucker	Pskoff russe Vallet.	Lin de Livonie.	Pskoff Vilmo-rin
	Sous-Tonne.	Tonne.				
Rendements à l'hectare en lin battu	4.600	5.160	5.710	6.030	3.060	5.530
Valeur marchande des 100 k. de lin battu.	26 fr.	28 fr.	27 fr.	31 fr.	20 fr.	31 fr.
Rendements à l'hectare en graine	483 k.	540 k.	605 k.	568 k.	450 k.	460 k.
Valeur marchande des 100 k. de graine.	27.50	27.50	27.50	27.50	27.50	27.50
Poids de l'hectolitre de graine	63 k.	63 k.	63 k.	63 k.	63 k.	63 k.
Hauteur moyenne des tiges............	1.05	1.15	1.25	1 30	0.75	1.20
Résistance à la verse.................	Pas	B	B	B	B	B
Précocité.........................	Préc.	Moy.	Moy.	Moy.	Tard.	Moy.
Couleur de la paille à la maturation....	B	B	B	B	M	B
Qualité..... { de la paille............	B	B	B	B	M	B
{ de la graine...........	B	B	B	B	B	B

(Résultats certifiés par MM. Benedet, Gossort, Drumez, Couteau.)

Produits bruts en argent à l'hectare :

	Riga		Pskoff Rucker	Pskoff russe Vallet.	Lin de Livonie	Pskoff Vilmo-rin
	Sous-Tonne.	Tonne.				
Produits bruts.. { en lin battu	1196 fr.	1445 fr.	1542 fr.	1869 fr.	612 fr.	1714 fr.
{ en graine............	133 fr.	148 fr.	166 fr.	156 fr.	124 fr.	126 fr.
Totaux........	1329 fr.	1593 fr.	1708 fr.	2025 fr.	736 fr.	1840 fr.
Différences sur le témoin........	—264 fr.		+115 fr.	+432 fr.	—857 fr.	+247 fr.

M. COURCOT-COOLEN, à Loon-Plage.

Pskoff Vilmorin .... 10 ares Pskoff Rucker .... 10 ares
Pskoff russe Vallet .... 10 ares Riga tonne........................ 10 are
Lin de Livonie.................... 10 ares Riga sous-tonne................... 10 ares

Nature du sol. — Siliceo-argileux.

Cultures précédentes. — En 1891 : Blé avec fumier de ferme.

En 1892 : Trèfle.

En 1893 : Avoine.

Fumure. — Tourteaux d'arachide, 1000 k. à l'hectare.

Engrais complet (?)   200   »   »

Semailles. — 30 mars.

Levée et végétation. — La levée a été très belle. — Les Pskoff ont levé le 10 avril et les Riga le 14. — La sécheresse a contrarié les débuts de la végétation. — Les Riga en ont le plus souffert, et une partie de ces parcelles a souffert des atteintes de la brûlure, mais celle-ci a disparu peu après.

Les pluies qui ont eu lieu jusqu'au 22 juin ont donné à la végétation une très grande vigueur, et, comme il arrive toujours en pareil cas, les variétés les plus avancées sont versées et leur maturation a été mauvaise. — Les Riga ont continué à végéter et ont fourni des produits moins avariés et de plus grande valeur.

D'après les chiffres qu'on lira dans les tableaux ci-dessous, la récolte est belle et les produits en argent sont élevés. On peut voir que, par suite des circonstances énumérées plus haut, les Riga l'emportent sur les autres variétés.

État des rendements à l'hectare :

	Pskoff Vilmorin	Pskoff russe Vallet.	Lin de Livonie.	Pskoff Rucker.	Riga Tonne.	Riga Sous-Tonne.
Rendements à l'hectare { lin en graine....	7.650	7.600	7.500	7.520	7.800	7.700
{ lin battu......	6.700	6.850	6.600	6.600	7.000	7.000
Valeur marchande des 100 k. de lin battu.	17 fr.	17 fr.	17 fr.	17 fr.	19 fr.	18 fr.
Rendement en poids du lin roui.......	5.000	5.100	4.940	4.940	5.300	5.300
Rendement en poids du lin taillé.......	1.670	1.700	1.650	1.650	1.800	1.800
Valeur marchande du lin teillé........	145	145	145	145	147	147
Rendements à l'hectare en graine......	550	600	550	500	600.	600
Valeur marchande des 100 k. de graine.	30 fr.	30 fr.	30 fr.	30 fr.	30 fr.	30 fr.
Poids de l'hectolitre de graine........	68	68	68	68	68	68
Hauteur moyenne des tiges...........	1.10	1.10	1.10	1.10	1.20	1.15
Résistance à la verse...............	Pas.	Pas.	Pas.	B	B	B
Précocité......................	Moy.	Moy.	Moy.	Moy.	Moy.	Moy.
Couleur de la paille à la maturation....	B	B	B	B	B	B
Qualité { de la paille...............	Pas.	Pas.	Pas.	Pas.	B	B
{ de la graine...............	B	B	B	B	B	B

(Résultats certifiés par MM. Hainaut, Vercouttre et Courcot).

Produits bruts en argent à l'hectare :

		Pskoff Vilmorin	Pskoff russe Vallet	Lin de Livonie	Pskoff Rucker.	Riga	
						Tonne.	Sous-Tonne.
Produits bruts {	en lin battu	1.139 fr.	1.164 fr.	1.122 fr.	1.122 fr.	1.330 fr.	1.260 fr.
	en graine...........	165 fr.	180 fr.	165 fr.	150 fr.	180 fr.	180 fr.
	Totaux........	1.304 fr.	1.344 fr.	1.287 fr.	1.272 fr.	1.510 fr.	1.440 fr.
Différences sur le témoin....,...... ...		—206 fr.	—166 fr.	—223 fr.	—338 fr.	——	— 70 fr.

M. DEFRAEYE, à *Staple*

Riga tonne......................	12 ares	Lin de Livonie	10 ares
Pskoff Vilmorin tonne.............	10 ares	Pskoff russe Vallet..............	10 ares
» sous-tonne	10 ares		

Nature du sol. — Argilo-siliceux.

Cultures précédentes. — En 1891 : Blé avec fumier.
En 1892 : Trèfle avec 1200 k. de super-
phosphate à l'hectare.
En 1893 : Blé avec fumier de ferme.

Fumure. — Engrais Georges Ville, 1600 k. à l'hectare.
Nitrate, 300 k. à l'hectare.

Semailles. — 22 mars.

Levée et végétation. — Le Pskoff Vilmorin a eu une très bonne levée le 7 avril, ainsi que le Pskoff russe Vallet.

Les autres variétés ont levé le 9 avril ; la levée a été assez bonne (trop claire) pour le Riga et bonne pour les deux autres variétés.

Les deux Pskoff Vilmorin ont acquis dès le début une certaine avance, aussi ces deux parcelles ont moins souffert de la sécheresse. Mais dès que les pluies très abondantes du mois de juin arrivèrent, la verse leur fit plus de mal qu'aux autres.

Le Pskoff Vilmorin n'en est pas moins resté supérieur comme rendement, qualité de paille et produit brut en argent.

Dans son rapport, M. Defraeye constate, comme nous l'avons nous-même reconnu maintes fois, que les lins de Pskoff sont les lins longs, convenant aux années sèches ; ils donnent moins de graine que les Riga, mais sont moins branchus ; le lin de Pskoff Vilmorin semble ne pas dégénérer, mais la verse est à craindre pour les sous-tonnes plus que pour toute variété, dans les années humides principalement.

État des rendements à l'hectare :

		Riga.	Pskoff Vilmorin.		Lin de Livonie.	Pskoff russe Vallet.
		Tonne.	Tonne.	Sous-Tonne.		
Rendements à l'hectare	lin en graine...	8.200	8.200	7.975	7.980	7.980
	lin battu	7.447	7.447	7.250	7.375	7.250
Valeur marchande des 100 k. de lin battu		16 fr.	17 fr. 05	17 fr.	17 fr.	17 fr.
Rendement en poids du lin roui........		5.958	5.958	5.800	5.900	5.800
Rendement en poids du lin teillé		1.780	1.780	1.600	1.700	1.600
Valeur marchande du lin teillé		100 fr.	100 fr.	100 fr.	100 fr.	100 fr.
Rendements à l'hectare en graine......		680	630	600	620	630
Valeur marchande des 100 k. de graine.		22 fr. 60	22 fr. 60	22 fr. 60	22 fr. 60	22 fr. 60
Poids de l'hectolitre de graine........		75 k.	75 k.	75 k.	75 k.	75 k.
Hauteur moyenne des tiges...........		0.85	0.95	1^m	0.90	0.85
Résistance à la verse...............		B	Pas.	M	B	Pas.
Précocité..........................		Tard.	Préc.	Préc.	Moy.	Préc.
Couleur de la paille à la maturation....		B	B	B	B	B
Qualité ..	de la paille........	B	B	Pas	B	B
	de la graine........	B	B	Pas	B	B

(Résultats certifiés par MM. Caloos et Defraeye).

Produits bruts en argent à l'hectare :

		Riga.	Pskoff Vilmorin		Lin de Livonie.	Pskoff russe Vallet.
		Tonne.	Tonne.	Sous-Tonne.		
Produits bruts.	en lin battu........	1.191 fr.	1.303 fr.	1.232 fr.	1.254 fr.	1.232 fr.
	en graine...........	153 fr.	164 fr.	135 fr.	140 fr.	142 fr.
	Totaux.......	1.344 fr.	1.467 fr.	1.367 fr.	1.394 fr.	1.374 fr.
Différences sur le témoin.......		——	+113 fr.	+ 23 fr.	+ 50 fr.	+ 30 fr.

M. DELANNOY, à Lesquin.

Riga tonne	15 a. 08	Lin de Livonie....	10 a. 08
Pskoff Vilmorin.................	10 a. 08	Pskoff russe Vallet ....:........	10 a. 08

Nature du sol. — Argilo-siliceux.

Cultures précédentes. — En 1891 : Blé sans engrais.
En 1892 : Fourrage vert, avec 275 hectol.
de purin, et 300 k. nitrate ; en culture
dérobée, choux fourragers avec fumier
et purin.
En 1893 : Avoine.

Fumure. — 900 k. engrais spécial Vallet-Roger, à l'hectare.

Semailles. — 27 mars.

Levée et végétation. — 8 avril pour le Riga et les autres variétés le 7.
La levée du Riga a été moins bonne.

Le mois de mai, dit M. Delannoy dans son rapport, a été un peu
froid et peu favorable à la végétation, mais surtout les 20 et 21 où le
temps a été très froid ; on constate un commencement de brûlure.
Le 21 au soir, petite pluie qui fait grand bien ; le 26 pluie, ainsi que
le 2 juin, où le temps devient pluvieux et couvert. La végétation
devient très forte. Le 6 juin, forte pluie qui couche entièrement le
lin. La pluie continue le 7, le 8, et le 9, circonstance qui empêche le
lin de se relever. Le 10, commencement de la floraison. Le 11 et le
12, la pluie reprend jusqu'au 14. Le 15, le temps se remet et le lin
tend à se relever, mais on peut constater que de nombreuses tiges
jaunissent, circonstance qui les fera périr avant la maturité. La pluie
reprend presque tous les jours suivants. Les lins restent définitive-
ment couchés. Le Riga qui était plus clairsemé parce que sa levée
avait été moins bonne, a beaucoup moins versé que les autres
variétés, s'est mieux relevé après chaque pluie, a continué à croître,
et a donné des rendements relativement très forts.

Pour compléter ces renseignements, nous donnons ci-dessous le
relevé de la croissance des différentes variétés du 15 mai au 18 juin.

HAUTEUR COMPARATIVE, EN CENTIMÈTRES, DES LINS, DU 15 MAI AU 18 JUIN.

	MAI								JUIN							
	15	17	19	21	23	25	27	30	2	3	5	7	9	11	14	18
Pskoff Vilmorin.............	20	25	31	36	38	42	52	58	62	71	75	77	80	83	91	95
Lin de Livonie.............	25	31	40	45	47	52	58	62	68	71	78	81	85	90	95	98
Riga	20	38	34	40	42	46	50	55	60	69	75	77	79	80	90	98
Pskoff russe Vallet.........	21	30	38	41	44	50	56	60	62	69	75	77	79	80	86	94

M. Delannoy, qui avait suivi cette expérience dans tous ses détails, n'avait pas encore battu son lin à l'époque où nous devons publier ces résultats, nous ne pouvons, en conséquence, donner que les rendements en lin en graine:

Pskoff Vilmorin . . . 5067 k. à l'hectare.

Lin de Livonie . . . 8400 »   »

Riga . . . . 8165 »   »

Pskoff russe Vallet. . 8155 »   »

M. DEMAY, à Carnin.

Pskoff Vilmorin sous-tonne....... 7 a. 65 | Lin de Livonie .... 7 a. 65

   »   tonne........... 7 a. 65 | Pskoff russe Vallet.............. 7 a. 65

Pskoff Rucker.................. 7 a. 65 | Riga tonne...................... 7 a. 65

Nature du sol. — Argilo-siliceux.

Cultures précédentes. — En 1891 : Betteraves avec fumier, tourteaux et nitrate de soude.

En 1892 : Blé avec nitrate de soude.

En 1893 : Avoine avec nitrate de soude.

Fumure. — Tourteaux de colza, 1350 k. à l'hectare.

Purin, 170 hectolitres   »

Nitrate, 130 k.   »

Semailles. — 26 mars.

Levée et Végétation. — Le Pskoff Vilmorin de tonne a levé les 3 et 4 avril, la sous-tonne de Pskoff Vilmorin les 4 et 5 avril, le Pskoff russe et le lin de Livonie les 5 et 6 avril, enfin le Riga et le Rucker les 6 et 7 avril. La levée a été bonne pour les Pskoff et le Riga, et moins bonne pour le Rucker et la Livonienne.

Au début de la végétation, le temps sec a nui à la croissance de tous les lins, et la plupart des variétés ont été légèrement atteintes de frisure. Mais bientôt les pluies sont arrivées, la végétation s'est activée, et elle devint même très forte. Les Pskoff Vilmorin et le Riga dont la levée avait été bonne ont versé. — Le lin de Livonie et le Rucker, dont la levée avait été claire, ont pu se maintenir.

Les résultats ci-dessous sont favorables au Riga principalement, mais les différences sont si minimes qu'il n'y a pas lieu d'insister.

État des rendements à l'hectare :

	Pskoff Vilmorin Sous-Tonne.	Pskoff Vilmorin.	Pskoff Rucker.	Lin de Livonie.	Pskoff russe Vallet.	Riga Tonne.
Rendements à l'hectare { lin en graine...	7.175	7.185	6.815	6.725	7.180	7.095
{ lin battu.......	5.725	5.730	5.355	5.320	5.732	5.700
Valeur marchande des 100 k. de lin battu.	16 fr. 50	16 fr. 50	12 fr.	12 fr.	16 fr. 50	16 fr. 50
Rendements à l'hectare en graine	445	456	625	620	460	512
Valeur marchande des 100 k. de graine ..	28 fr.	28 fr.	28 fr.	28 fr.	28 fr.	28 fr.
Poids de l'hectolitre de graine.........	70 k.	70 k.	70 k.	70 k.	70 k.	70 k.
Hauteur moyenne des tiges	1.03	0.98	0.92	0.91	0.98	0.95
Résistance à la verse...............	Pas.	Pas.	B	B	B	P
Précocité........................	Moy.	Moy.	Tard.	Tard.	Moy.	Moy.
Couleur de la paille à la maturation....	B	B	Pas.	P	B	B
Qualité .. { de la paille.............	B	B	Pas.	P	B	B
{ de la graine............	B	B	B	B	B	

(Résultats certifiés par MM. Louis Boitelle, Éloy et Demay).

Produits bruts en argent à l'hectare :

	Pskoff Vilmorin Sous-Tonne.	Tonne.	Pskoff Rucker.	Lin de Livonie.	Pskoff russe Vallet.	Riga. Tonne.
Produits bruts. { en lin battu........	944 fr.	945 fr.	642 fr	638 fr.	945 fr.	940 fr.
{ en graine...........	125 fr.	128 fr.	175 fr.	173 fr.	129 fr.	143 fr.
Totaux......	1.069 fr.	1.073 fr.	817 fr.	811 fr.	1.074 fr.	1.083 fr.
Différences sur le témoin......	— 14 fr.	— 10 fr.	—266 fr.	—272 fr.	— 9 fr.	

M. DERKENNE, à Feignies.

M. Derkenne avait installé un champ de 8 variétés, qui avaient encore fort belle apparence le 25 juin. Il est regrettable que M. Derkenne ne nous ait fait parvenir aucun résultat.

M. DESPRETZ, à Deulémont.

Pskoff Rucker....................	25 ares	Riga sous-tonne.................	25 ares
Riga Rucker.....................	80 ares	Pskoff Vilmorin	18 ares

Nature du sol. — Argilo-siliceux.

Cultures précédentes. — En 1891 : Tabac avec 8800 k. tourteaux colza et pavots.

En 1892 : Betteraves avec 250 k. nitrate à l'hectare.

En 1893 : Blé sans engrais.

Fumure. — Tourteaux de chanvre, 1100 k.

Semailles. — 30 mars pour toutes les variétés, sauf pour le Pskoff Vilmorin qui n'a été semé que le 15 avril.

Levée et Végétation. — La levée des Riga et Pskoff Rucker a été bonne. Celle du Pskoff Vilmorin également ; la végétation de ce dernier lin a été bonne dès le début, mais elle a été arrêtée net par un coup de soleil, et la récolte en fut si endommagée que M. Despretz a cru devoir la labourer.

La végétation des autres variétés a été bonne, sous l'influence de la température tout-à-fait favorable de mai. Les orages du mois de juin ont couché une partie des lins, mais principalement la sous-tonne de Riga.

État des rendements à l'hectare :

	Pskoff Rucker	Riga Rucker.	Riga Sous-Tonne.	Pskoff Vilmorin.
Rendements à l'hectare.. { lin en graine	6.300	7.000	6.400	
lin battu	5.200	6.000	5.200	
Valeur marchande des 100 k. de lin battu	16 fr.	16 fr.	15 fr.	
Rendements à l'hectare en graine	340	400	300	
Valeur marchande des 100 k. de graine	23 fr.	23 fr.	22 fr.	
Poids de l'hectolitre de graine	71	72	70	
Hauteur moyenne des tiges	0.85	0.90	0.85	
Résistance à la verse	B	B	M	
Précocité	Préc.	Moy.	Moy.	
Couleur de la paille à la maturation	B	B	Pas.	
Qualité. { de la paille	B	B	M	
de la graine	Pas.	B	'Pas.	

(Parcelle endommagée et retournée.)

(Résultats certifiés par MM. Huybreck et Aca).

Produits bruts en argent à l'hectare :

	Pskoff Rucker.	Riga Rucker.	Riga Sous-Tonne.	Pskoff Vilmorin.
Produits bruts. { en lin battu	832 fr.	960 fr.	780 fr.	
en graine	78 fr.	92 fr.	66 fr.	
Totaux	910 fr.	1.052 fr.	846 fr.	

(Parcelle retournée.)

M. V. GAMEZ, à Morenchies.

Sous-tonne Vilmorin et russe Vallet (mélangées)..... 60 ares
Pskoff Vilmorin.................. 10 ares | Pskoff russe Vallet .... 10 ares
Lin de Livonie .... 10 ares | Pskoff Rucker .... 10 ares

Nature du sol. — Argileux.

Cultures précédentes. — En 1891 : Trèfle.
En 1892 : Betteraves avec fumier.
En 1893 : Blé.

Fumure. — Tourteaux de colza et nitrate.

Semailles. — 4 mars.

Levée et Végétation. — La levée s'est effectuée le 23 mars. Le lin de Livonie et le Pskoff russe Vallet out souffert de la sécheresse au début de la végétation. — Les autres variétés l'ont mieux supportée. Vers le 18 juin, à la suite de pluies, une partie des sous-tonnes le Pskoff et le Pskoff Rucker ont versé. Les sous-tonnes en ont éprouvé une dépréciation peu sensible.

Tableau des rendements à l'hectare :

	Pskoff Vilmorin et Russe sous-tonne	Pskoff Vilmorin Tonne	Lin de Livonie	Pskoff russe Vallet tonne	Pskoff Rucker
Rendements à l'hectare { en lin en graine.	6.500	5.500	5.000	5.000	5.550
{ en lin battu......	3.350	50.50	4.500	4.500	5.200
Valeur marchande des 100 k. de lin battu	17 fr.50	17 fr.50	15 fr.	14 fr.	12 fr. 50
Rendements à l'hectare en graine	650	400	400	380	425
Valeur marchande des 100 k. de graine...	25 fr.	30 fr.	30 fr.	32 fr.	25 fr.
Poids de l'hectolitre de graine........	75 k.	76 k.	75 k.	75 k.	73 k.
Hauteur moyenne des tiges	0.87	0.85	0.78	0.80	0.82
Résistance à la verse.................	B	Pas	Pas	Pas	M
Précocité.......................	Moy.	Préc.	Préc.	Préc.	Moy.
Couleur de la paille à la maturation.....	B	B	B	B	B
Qualité. { de la paille	B	B	B	B	B
{ de la graine	B	B	B	B	Pas

(Résultats certifiés par MM. V. Germe, Denoyelle et Gamez).

Produits bruts en argent à l'hectare :

	Pskoff Vilmorin et Russe sous-tonne	Pskoff Vilmorin tonne	Lin de Livonie	Pskoff russe Vallet tonne	Pskoff Rucker
Produits bruts { en lin battu	586	883	675	630	650
{ en graine	162	120	120	121	106
Totaux.......	748	1.003	795	751	756

M. MATRENGHEM, à Loon-Plage

Riga tonne	10 ares	Pskoff Rucker....................	10 ares
Pskoff Vilmorin	10 ares	Lin de Livonie	10 ares
	Pskoff russe Vallet..	10 ares	

Nature du sol. — Silicéo-argileux.

Fumure. — Engrais de poisson, superphosphate et nitrate.

M. Matrenghem, dans son rapport, constate que les circonstances météorologiques ont été assez favorables, en 1894, au lin. Toutes les variétés ont eu une levée et une croissance normales, ont toutes acquis une taille relativement élevée, des rendements suffisants et de bonne qualité. Cependant, il remarque que le Pskoff Vilmorin a donné une paille plus fine et de plus de valeur. Il ne lui reproche que le grand nombre de tiges mortes qu'il contient toujours.

Etat des rendements à l'hectare :

		Riga Tonne.	Pskoff Vilmorin.	Pskoff Rucker.	Lin de Livonie.	Pskoff russe Vallet.
Rendements à l'hectare {	lin en graine...	7.200	7.150	6.400	7.150	6.400
{	lin battu	6.450	6.435	5.760	6.435	5.760
Valeur marchande des 100 k. de lin battu.		15 fr.	17 fr.	14 fr. 50	16 fr. 50	14 fr. 50
Rendements à l'hectare en graine........		777	630	700	630	702
Valeur marchande des 100 k. de graine ..		32 fr.	34 fr.	36 fr.	33 fr.	33 fr.
Poids de l'hectolitre de graine..........		70	70	70	70	68
Hauteur moyenne des tiges		0.95	1.10	1.00	1.00	1.00
Résistance à la verse		B	P	B	B	Pas.
Précocité..........................		Tard.	Moy.	B	B	Pas.
Couleur de la paille à la maturation....		Pas.	T B	B	B	Pas.
Qualité {	de la paille.................	Pas.	T B	B	B	Pas.
{	de la graine.................	B	B	B	B	B

(Résultats certifiés par M. Matrenghem).

Produits bruts en argent à l'hectare :

		Riga Tonne.	Pskoff Vilmorin.	Pskoff Rucker.	Lin de Livonie.	Pskoff russe Vallet.
Produits bruts {	en lin battu	967 fr.	1.093 fr.	835 fr.	1.061 fr.	835 fr.
{	en graine...........	247 fr.	214 fr.	252 fr.	208 fr.	231 fr.
	Totaux............	1.214 fr.	1.307 fr.	1.087 fr.	1.269 fr.	1.066 fr.
Différences sur le témoin...............		———	+ 93 fr.	— 127 fr.	+ 55 fr.	— 148 fr.

M. MICHEL, à Saint-Pierrebroucq

M. Michel avait installé un essai de 6 variétés. Par suite de son décès, nous n'avons pu avoir de renseignements sur les résultats.

M. PIQUE-RAVIART, à Lecelles.

Pskoff Vilmorin	21 ares	Pskoff Rucker	21 ares
Pskoff russe Vallet	21 ares	Lin de Livonie	21 ares

Nature du sol. — Argilo-siliceux.

Cultures précédentes. — En 1891 : Betteraves avec fumier et engrais chimiques.

En 1892 : Blé avec 100 k. de nitrate à l'hectare.

En 1893 : Avoine avec 100 k. de nitrate à l'hectare.

Fumure. — Purin.

Semailles. — 21 et 24 mars.

Levée et Végétation. — 4 avril pour le Pskoff russe, et le 5 avril pour les trois autres variétés.

Quoiqu'ayant souffert au début de la végétation, les quatre variétés se sont développées normalement dès que les pluies de juin ont fait sentir leur bienfaisante influence Le Pskoff Rucker et le lin de Livonie ont cependant plus souffert de la sécheresse au début que les deux autres variétés.

M. Pique-Raviart se plaint dans son rapport de ce que le Pskoff Vilmorin de tonne fournira à l'arrachage une grande quantité de tiges mortes, ce qui diminue sensiblement son rendement. — C'est une remarque que tous nos collaborateurs ont pu faire depuis 1888 que nous avons commencé l'étude de cette variété.

Le Pskoff russe Vallet, comme on peut s'en rendre compte en consultant les chiffres qui suivent, tient la tête sans cependant beaucoup dépasser le Pskoff Vilmorin. Quant aux deux autres variétés, elles donnent des résultats bien inférieurs aux deux premières.

Etat des rendements à l'hectare :

	Pskoff Vilmorin	Pskoff russe Vallet.	Pskoff Rucker.	Lin de Livonie.
Rendements à l'hectare en lin battu...........	4.900	5.000	4.250	4.500
Valeur marchande des 100 k. de lin battu.........	20 fr.	21 fr. 50	17 fr. 50	19 fr.
Rendements à l'hectare en graine................	350	385	427	315
Valeur marchande des 100 k. de graine	35 fr.	35 fr.	35 fr.	35 fr.
Poids de l'hectolitre de graine..................	70	70	70	70
Hauteur moyenne des tiges.......	0.90	0.90	0.83	0.85
Résistance à la verse . ...)...................	B	B	B	B
Précocité..............................., ...	Moy.	Moy.	Tard.	Tard.
Couleur de la paille à la maturation..............	B	B	Pas.	Pas.
Qualité.. { de la paille	B	B	Pas.	Pas.
{ de la graine..................., ...	B	B	B	B

(Résultats certifiés par M. Pique-Raviart)

Produits bruts en argent à l'hectare :

		Pskoff Vilmorin	Pskoff russe Vallet	Pskoff Rucker.	Lin de Livonie.
Produits bruts {	en lin battu..................	980 fr.	1.075 fr.	744 fr.	765 fr.
{	en graine....................	122 fr.	135 fr.	149 fr.	110 fr.
	Totaux...........	1.102 fr.	1.210 fr.	893 fr	875 fr.

M. César THOMAS, à Cerfontaine.

M. C. Thomas avait établi un champ de 4 variétés ; la récolte se présentait bien, mais les grandes pluies qui sont tombées au moment de la récolte, ont fait verser complètement les lins et n'ont pas permis, paraît-il, à M. Thomas, de faire peser la récolte.

M. VANTORRE, de Zuytpeene.

Riga Tonne....................... 45 ares | Pskoff russe Vallet............... 20 ares
Pskoff Vilmorin................. 20 ares | Pskoff Rucker .... 20 ares
Lin de Livonie............... 20 ares

Nature du sol. — Argilo-siliceux.

Cultures précédentes. — En 1891 : Fèves avec fumier.

En 1892 : Trèfle.

En 1893 : Blé avec fumier.

Fumure. — Nitrate de soude, 600 kilog. à l'hectare (?)

Semailles. — 21 mars.

Levée et Végétation. — Pskoff Vilmorin : 2 avril ; Pskoff Rucker et Pskoff russe 4 avril ; lins de Livonie et Riga 5 avril.

La levée ayant été bonne pour toutes les variétés, et les pluies abondantes en juin, la végétation a été très vigoureuse chez tous les lins. Avant l'arrachage le Pskoff russe paraissait devoir être supérieur aux autres comme quantité et comme qualité. La verse a laissé une certaine dépréciation dans les parcelles de Pskoff, mais le Riga n'en a subi aucune. Ainsi ce dernier a fourni une récolte excellente, et tient la tête, comme rendements et produits en argent.

Le Rucker et le lin de Livonie restent tous deux fort en arrière dans le classement que l'on peut faire au moyen des chiffres ci-dessous.

État des rendements à l'hectare :

		Riga Tonne	Pskoff Vilmorin	Pskoff russe Vallet	Pskoff Rucker	Lin de Livonie
Rendements à l'hectare {	lin en graines ..	6.625	6.030	6.160	4.890	4.690
	lin battu.......	5.800	5.300	5.400	4.160	4.000
Valeur marchande des 100 k. de lin battu.		23 fr.	22 fr.	22 fr.	22 fr.	20 fr.
Rendement en poids du lin roui		5.520	5.025	5.150	4.075	3.910
Rendement en poids du lin teillé.........		1.450	1.330	1.350	1.040	1.000
Valeur marchande des 100 k. de lin teillé.		125 fr.	120 fr.	115 fr.	115 fr.	100 fr.
Rendements à l'hectare en graine........		825	750	760	730	690
Valeur marchande des 100 k. de graine...		25 fr.	24 fr.	24 fr.	24 fr.	22 fr.
Poids de l'hectolitre de graine..........		75 k.	72 k.	71 k.	71 k.	71 k.
Hauteur moyenne des tiges		1ᵐ00	1ᵐ00	1ᵐ00	0ᵐ95	1ᵐ05
Résistance à la verse		B	B	Pas.	Pas.	M
Précocité		M	M	M	M	M
Couleur de la paille à la maturation		B	B	B	B	B
Qualité .. {	de la paille	B	Pas.	Pas.	Pas.	Pas.
	de la graine...............	B	B	B	B	Pas.

(Résultats certifiés par MM. Ruffin, Elio Bovoore et Vantorre).

Produits bruts en argent à l'hectare :

		Riga Tonne	Pskoff Vilmorin	Pskoff russe Vallet	Pskoff Rucker	Lin de Livonie
Produits bruts	en lin battu.........	1.334 fr.	1.166 fr.	1.188 fr.	915 fr.	800 fr.
	en graine...........	206 fr.	180 fr.	182 fr.	175 fr.	152 fr.
	Totaux......	1.540 fr.	1.346 fr.	1.370 fr.	990 fr.	952 fr.
	Différences sur le témoin......	—	—	—	—	\

M. J. VERMERSCH, aux Moëres.

Pskoff Vilmorin sous-tonne........ 50 ares   Lin de Livonie................ .... 12 ares
Pskoff Vilmorin................... 12 ares   Riga tonne..................... 30 ares
Pskoff russe Vallet.............. 12 ares   Riga sous-tonne................ 56 ares

Pskoff Rucker.................... 14 ares

Nature du sol. — Siliceo-argileux.

Cultures précédentes. — En 1891, trèfle avec superphosphates.

En 1892, blé avec fumier de ferme.

En 1893, avoine.

Fumure. — Superphosphates, 700 kilog. à l'hectare.

Nitrate, 300 kilog. à l'hectare.

Semailles. — 21 mars.

Levée et Végétation. — Les Pskoff ont levé le 3 avril ; le Riga et le lin de Livonie le 5 avril.

La végétation a été très satisfaisante. Au mois de juin, M. Vermersch nous annonçait une qualité exceptionnelle pour le Pskoff Vilmorin ; à cette époque le lin de Livonie était plus vert et semblait devoir peu résister à la verse ; les autres variétés paraissaient moyennes.

A la fin de juin toutes les variétés ont versé, par suite des pluies abondantes tombées au moment de la floraison de la récolte. M. Vermersch, considérait le Pskoff Vilmorin comme supérieur aux autres variétés. mais il est regrettable qu'aucun chiffre ne nous ait été fourni, les lins ayant été vendus sur pied.

M. Henri VERMERSCH, à Hondschoote.

Riga tonne...................... 20 ares	Pskoff Vilmorin acclimaté 3ᵉ année.	10 ares
Riga sous-tonne. .... 10 ares	» » » 4ᵉ »	10 ares
Pskoff Vilmorin acclimaté 2ᵉ année. 10 ares	» » » 5ᵉ »	10 ares

M. Henri Vermersch cultive depuis 1891 du lin de Pskoff que nous avions fourni en 1890 à M. Legrand, de Spycker. Cette graine, semée consécutivement cinq années de suite ne semble pas subir de modification importante, ne dégénère point, et présente encore actuellement un produit brut en argent de 125 fr. par hectare en plus que la tonne de Riga. Si l'on ajoutait à cet excédent la valeur de la graine, qui ne coûte plus rien au cultivateur on doublerait ce chiffre, qui représenterait réellement l'avantage que, dans les conditions de culture de M. Vermersch, d'Hondschoote, l'on a à remplacer le Riga par le Pskoff.

Les résultats que nous donnons dans les tableaux ci-dessous ne font d'ailleurs que confirmer ceux des années précédentes.

État des rendements à l'hectare :

	Riga Tonne.	Riga Sous-Tonne.	Pskoff Vilmorin acclimaté.			
			2ᵉ année.	3ᵉ année.	4ᵉ année.	5ᵉ année.
Rendements à l'hectare { lin en graine ...	6.900	6.900	7.000	6.500	6.500	7.000
{ lin battu	4.800	4.800	5.000	4.700	4.700	5.000
Valeur marchande des 100 k. de lin battu	25 fr.	25 fr.	26 fr.	25 fr.	25 fr.	26 fr.
Rendement en poids du lin roui........	4.300	4.300	4.500	4.200	4.200	4.500
Rendement en poids du lin teillé.......	1.330	1.330	1.360	1.320	1.320	1.360
Valeur marchande du lin teillé ..,.....	125 fr.	125 fr.	125 fr.	125 fr.	125 fr.	125 fr.
Rendements à l'hectare en graine......	400	500	500	400	400	500
Valeur marchande des 100 k. de graine.	25 fr.	25 fr.	25 fr.	25 fr.	25 fr.	25 fr.
Poids de l'hectolitre de graine	71 k.	71 k.	70 k.	69 k.	69 k.	70 k.
Hauteur moyenne des tiges	0.80	0.90	1.00	0.90	0.90	1.00
Résistance à la verse	B	B	B	B	B	B
Précocité........................	Moy.	Moy.	Moy.	Moy.	Moy.	Moy.
Couleur de la paille à la maturation ...	Pas.	Pas.	Pas.	Pas.	Pas.	Pas.
Qualité. { de la paille................	B	B	B	B	B	B
{ de la graine..............	B	B	B	B	B	B

(Résultats certifiés par MM. Decock et Vermersch).

Produits bruts en argent à l'hectare :

	Riga.		Pskoff Vilmorin acclimaté.			
	Tonne.	Sous-Tonne.	2ᵉ année.	3ᵉ année.	4ᵉ année.	5ᵉ année.
Produits bruts { en lin battu	1.200 fr.	1.200 fr.	1.300 fr.	1.175 fr.	1.175 fr.	1.300 fr.
en graine..........	100 fr.	125 fr.	125 fr.	100 fr.	100 fr.	125 fr.
Totaux......	1.300 fr.	1.325 fr.	1.425 fr.	1.275 fr.	1.275 fr.	1.425 fr.
Différences sur le témoin......	——	+ 25 fr.	+125 fr.	— 25 fr.	— 25 fr.	+125 fr.

CHAMPS DES 18 VARIÉTÉS.

Les huit champs d'expériences qui vont suivre, établis dans les différentes parties du département, ont tous été établis sur le même modèle, et ont tous été ensemencés avec des semences de même provenance afin de rendre les résultats aussi comparables que possible.

Aux variétés que nous expérimentons depuis quelques années, et que nous faisons figurer ici avec leurs sous-tonnes, nous avons joint 10 variétés de lins russes que M. Faucheur, président du Comité linier, nous a fourni :

Nº 1. Lin de Riga (tonne.

   2.   »   (sous-tonne).

   3. Lin de Pskoff amélioré russe Vilmorin (tonne).

   4.   »   »   »   (sous-tonne).

   5. Lin de Pskoff russe Vallet (régénératrice) (tonne).

   6.   »   »   »   (sous-tonne).

   7. Lin de Livonie (Vallet) (tonne).

   8. Lin de Pskoff Rucker (tonne).

   9. Lin du Gouvernement de Witebsk, bourg d'Ianowitch.

 10.   »   »   »   arrondissement de Drissa.

Nº 11. Lin du Gouvernement de Smolensk, arrondissement de Sytchewka (Pskoff Dolgounetz).

12. Lin du Gouvernement de Smolensk, arrondissement de Wiasma (propriété de Klémélita).

13. Lin du Gouvernement de Smolensk, arrondissement de Wiasma (environs).

14. Lin du Gouvernement de Witebsk, arrondissement de Vélige.

15. Lin du Gouvernement de Livonie, arrondissement de Valk.

16. Lin du Gouvernement de Pskoff, arrondissement d'Ostrow.

17.   »   »   »   arrondissement de Petcher.

18. Lin du Gouvernement de Witebsk, arrondissement de Polotzk.

A l'époque de la maturité, le Comité linier a envoyé un délégué chargé de prélever dans chaque parcelle un échantillon moyen de 10 mètres carrés. Ces échantillons ont été rouis et teillés par les soins du Comité linier ; nous donnerons pour chaque champ les rendements au teillage. Quant au reste des parcelles, la récolte en a été pesée par les cultivateurs de la même manière que dans les autres champs.

M. ANDRÉ, à Haulmont.

M. André avait établi son champ dans de bonnes conditions, et les lins étaient bons ; malheureusement nous n'avons reçu de lui aucun résultat. Des échantillons ont néanmoins été prélevés chez lui, nous donnons ci-dessous les rendements du teillage :

Riga tonne	14.28 %	
» sous-tonne	16.66	
Pskoff Vilmorin tonne	13.33	(?)
» » sous-tonne	13.57	(?)
Pskoff russe Vallet tonne	19.25	
» » » sous-tonne	18.21	

Lin de Livonie . . . . 20. »
Pskofl Rucker 17.20
Witebsk, Ianowitch 18.40
» Drissa . . . . 5.76 (?)
Smolensk, Sytchewka, Pskoff 14.61
» Wiarma Klémélita 17.14
» Viarma » . . . . »
Witebsk Vélige . . . . 18.57 %
Livonie Valk 18.51
Pskoff Ostrow . . . . 13.84 (?)
» Petcher . . . . »
Witelesk Polotsk . . . . 18. »

M. C. CALOONE, à Pilgam.

Nature du sol. — Siliceo-argileux.
Cultures précédentes. — En 1891 : Blé avec fumier de ferme.
En 1892 : Trèfle avec superphosphates.
En 1893 : Blé avec fumier de ferme.
Fumure. — Guano de poisson à 300 kilog. à l'hectare.
Semailles. — 27 mars, pour les parcelles 1 à 12.
2 avril pour les parcelles 12 à 17.
14 avril pour la parcelle 18.
Levée et végétation. — Levée du Riga le 12 avril. — Levée des parcelles 2 à 12, le 9 avril ; nos 12 à 17 le 14, no 18, le 17.

Toutes les variétés ont souffert de la sécheresse au début de la végétation, et de l'humidité à la fin. Dès le 11 et 12 mai, les pluies ont commencé, elles se sont renouvelées à la fin du mois, et elles devinrent persistantes jusqu'au 22 juin.

Dès le 6 juin toutes les variétés ont été appuyées, et la plupart aplaties. Elles n'ont pu se relever que partiellement, et la qualité de la paille s'en est ressentie.

La végétation n'a pas été assez normale pour permettre à M. Caloone de juger les variétés ensemencées.

Il croit néanmoins que les variétés russes 12 à 18 demandent une terre moins fertile que la sienne. Cette fertilité et l'année pluvieuse à la fin de la végétation ont été désastreuses pour la plupart d'entre elles.

État des rendements à l'hectare :

	Riga Tonno	Riga Sous-tonne	Pskoff Vilmorin Tonne	Pskoff Vilmorin Sous-tonno	Pskoff russe Vallet Tonno	Pskoff russe Vallet Sous-tonno	Lin de Livonie Vallet Sous-tonno	Pskoff Rucker	Witebsk Ianowitch	Witebsk Driesa	Smolensk Sytchovka Pskoff	Smolensk Wiasma (Klonuillo)	Smolensk Wiasma	Witebsk Vellgo	Witebsk Livonie Valk	Pskoff Ostrow	Pskoff Petchor	Witebsk Polotzk
Rendements à l'hectare { lin en graines	8.492	8.570	8.430	8.080	7.543	7.713	7.472	7.312	8.042	7.547	7.131	7.272	6.867	7.256	6.790	6.430	6.748	5.964
{ lin battu	8.943	7.617	7.045	6.750	6.006	6.486	6.043	5.979	6.725	6.300	5.983	6.090	5.295	5.975	5.699	5.456	5.760	5.029
Valeur marchande des 100 k. de lin battu	13 fr.	14 fr.	14 fr.	14 fr.	14 fr.	14 fr.	14 fr.	14 fr.	13 fr.	13 fr.	13 fr.	13 fr.	13 fr.	13 fr.	13 fr.	13 fr.	13 fr.	12 fr.
Rendements à l'hectare en graine	687	574	578	604	697	498	659	583	574	486	368	443	400	386	392	263	284	248
Poids de l'hectolitre de graine	71 k.	70 k.	70 k.	70 k.	70 k.	70 k.	70 k.	69 k.	69 k.	69 k.	69 k.	70 k.	69 k.	68 k.	68 k.	67 k.	69 k.	67 k.
Valeur marchande des 100 k. de graine	25 fr.	25 fr.	25 fr.	25 fr.	25 fr.	25 fr.	25 fr.	24 fr.	24 fr.	24 fr.	24 fr.	24 fr.	24 fr.	24 fr.	23 fr.	22 fr.	23 fr.	22 fr.
Hauteur moyenne des tiges	0.90	0.95	1.05	1.05	0.95	0.95	0.95	1.00	0.95	0.95	0.90	0.90	0.90	0.95	0.90	0.80	0.85	0.80
Résistance à la verse	B	B	Moy.	Moy.	Moy.	Moy.	Pas.	Pas.	M	M	M	M	M	M	M	M	M	M
Précocité	Tard	Tard.	Moy.	Moy.	Moy.	Moy.	Moy.	Moy.	Préc.	Préc.	Préc.	Préc.	Préc.	Préc.	M	Préc.	Préc.	Préc.
Couleur de la paille à la maturation	Pas.	Pas.	B	B	B	B	B	B	B	Pas.	B	B	B	B	B	Pas.	Pas.	Pas.
Qualité { de la paille	B	B	B	B	B	B	B	B	Pas.	Pas.	Pas.	Pas.	Pas.	Pas.	Pas.	M	Pas.	M
{ de la graine	B	B	B	B	B	B	B	R	Pas.	Pas.	Pas.	Pas.	Pas.	Pas.	Pas.	M	Pas.	M
Poids bruts en argent à l'hectare { en lin battu (fr.)	902	926	986	945	840	908	846	837	874	819	777	791	688	776	740	654	748	603
{ en graine (fr.)	171	143	144	151	174	124	164	139	137	116	88	106	96	92	90	57	65	47
Totaux	1.073	1.069	1.130	1.096	1.014	1.032	1.010	976	1.011	935	865	897	784	868	830	711	813	650
Différences sur le témoin	—	—4	+57	+23	—59	—41	—63	—97	—62	—138	—208	—176	—289	—205	—243	—362	—260	—423
Rendements au teillage (pour 100)	14.28		15.27		14.0	17.10	14.32		14.50	13.71	14.28	17.69	10.25	8.61	11.31	8.91	9.00	9.47

(Résultats certifiés par MM. Stevenoot, L. Dammeroy, E. Maes.)

M. CHARLET, à Noordpeene.

Nature du sol. — Argilo-Siliceux.

Cultures précédentes. — En 1891: Avoine avec 200 kilog. de
nitrate à l'hectare.

En 1892, : Pommes de terre avec
900 kilog. d'engrais complet Georges
Ville à l'hectare.

En 1893 : Blé avec fumier et 200 kilog.
de nitrate à l'hectare.

Fumure. — Superphosphates, nitrate et engrais complet.

Semailles. — 20 mars et 10 avril.

Levée et végétation. — Le 4 avril pour les Pskoff et le 20 avril
pour les 10 derniers numéros.

La végétation a été régulière et fort active. La température
relativement douce du mois d'avril a été favorable.

Le mois de mai jusqu'au 19, ayant favorisé la croissance, les
lins présentaient un fort bel aspect, surtout les Pskoff Vilmorin et
Vallet. Le Riga était moindre. Quant aux variétés russes, elles ont
souffert, et ont muri les premières. On a en effet commencé à les
arracher avant les autres le 6 juillet. Ces dernières ont eu une
maturation plus lente, et ont donné des produits de meilleure
qualité. D'ailleurs on voit dans les tableaux de rendements que les
4 Pskoff Vilmorin et Vallet tiennent la tète comme rendements en
poids et comme valeur de la paille. Ils donnent un excédent très
notable sur la variété témoin.

Parmi les variétés russes, il y a à retenir le rendement au teillage
du Witebsk Velige, qui atteint près de 22 %. Nous aurons à revenir
sur cette variété.

État des rendements à l'hectare :

	Riga		Pskoff Vilmorin		Pskoff russe Vellot		Lin de Livonie	Pskoff	Witebsk	Witebsk	Smolensk	Smolensk	Smolensk	Witebsk	Livonie	Pskoff	Pskoff	Witebsk
	Tonno	Sous-lonne	Tonno	Sous-lonne	Tonno	Sous-lonne	de Livonie	Buckor	Inno-witch	Driesa	Syr-chowka Pskoff	Wiasma (Kemelita)	Wiasma	Veligo	Volk	Ostrow	Pstchor	Polotzk
Rendements à l'hectare { lin en graine	4.960	4.700	5.320	5.300	5.240	5.200	4.680	4.680	4.700	4.700	4.650	4.650	4.600	4.700	4.750	4.800	4.900	4.900
{ lin battu	4.000	3.920	4.430	4.400	4.250	4.200	3.980	3.800	3.900	3.900	3.850	3.900	3.800	3.850	3.900	4.000	4.100	4.000
Valeur marchande des 100 k. de lin battu	16 fr.	16 fr.	18 fr.	18 fr.	18 fr.	18 fr.	17 fr.	17 fr.	16 fr.	16 fr.	16 fr.	16 fr.	16 fr.	16 fr.	16 fr.	16 fr.	16 fr.	16 fr.
Rendements à l'hectare en graine	720	720	576	576	576	576	648	576	720	720	720	720	720	720	720	720	720	720
Valeur marchande des 100 k. de graine	26 fr.	26 fr.	28 fr.	28 fr.	28 fr.	28 fr.	29 fr.	26 fr.	26 fr.	26 fr.	26 fr.	26 fr.	26 fr.	26 fr.	26 fr.	26 fr.	26 fr.	28 fr.
Poids de l'hectolitre de graine	72 k.	72 k.	72 k.	72 k.	72 k.	72 k.	72 k.	72 k.	72 k.	72 k.	72 k.	72 k.	72 k.	72 k.	72 k.	72 k.	72 k.	72 k.
Hauteur moyenne des tiges	0.90	0.90	0.90	0.90	0.90	0.90	0.85	0.85	0.90	0.90	0.90	0.90	0.85	0.90	0.90	0.90	0.90	0.90
Résistance à la verse	Moy.	B	B	B	Préc.	Préc.	Préc.	Préc.	Pas.	Pas.	Pas.	Pas.	Pas.	Pas.	Pas.	Pas.	Pas.	Pas.
Précocité									Moy.	Moy.	Moy.	Moy.	Moy.	Moy.	Moy.	Moy.	Moy.	Moy.
Couleur de la paille à la maturation	B	B	B	B	B	B	B	B	B	B	B	B	B	B	B	B	B	B
Qualité { de la paille	B	B	B	B	B	B	B	B	B	B	B	B	B	B	B	B	B	B
{ de la graine	B	B	B	B	B	B	B	B	B	B	B	B	B	B	B	B	B	B
Produits bruts { en lin battu	640	627	797	792	765	756	676	646	624	624	616	624	608	616	624	640	656	640
en argent à l'hectare { en graine	187	187	161	161	161	161	187	149	187	187	187	187	187	187	187	187	187	187
Totaux	827	814	958	953	926	917	803	795	811	811	803	811	795	803	811	827	843	827
Différences sur le témoin	—	—13	+131	+126	+99	+90	+36	—32	—16	—16	—24	—16	—32	—24	—16	0	+16	0
Rendements au teillage (pour 100)	16.66		18.0	16.66	17.0	16.25	18.92	18.26	19.33	16.66	18.33	18.33	19.64	21.77	19.64	20.33	13.21 (†)	17.38

(Résultats certifiés par MM. Delvar.-Hecle, Vormersch et Charlet).

M. DESPREZ, à Cappelle.

Après une levée très régulière et un très beau commencement de végétation, les variétés du champ de M. Desprez n'ont pas donné ce que l'on pouvait en attendre. Les conditions météorologiques ont joué un rôle néfaste à la maturation. Dès le 20 mai, époque à laquelle sont apparues de nombreuses taches de brûlure dans les parcelles 11 à 18, la régularité des débuts disparut. Le 6 juin, à la suite d'une pluie, les dix premières parcelles qui étaient restées très belles, se sont inclinées légèrement ; la pluie continuant à tomber, les jours suivants elles ont continué à s'appuyer et le 13 juin, après une forte pluie, la verse était presque complète et définitive, à la récolte il n'en restait plus debout.

Les parcelles 11 à 18 (lins russes), ont versé plus ou moins, mais sont devenues les moins mauvaises à la maturation.

Les variétés Riga et les 4 Pskoff étaient si mauvaises que M. Desprez n'a pas jugé utile d'en faire le battage. Quant aux autres on peut juger par le tableau suivant qu'elles ont donné des produits bien peu abondants et de qualité douteuse ; on n'a pour cela qu'à jeter les yeux sur les rendements au teillage qui sont absolument dérisoires. Ils sont tellement anormaux que nous ne pouvons pas en faire figurer la plus grande partie dans nos calculs de moyenne. On peut également noter un rendement de 29 %, qui doit être le résultat d'une erreur.

État des rendements à l'hectare :

	Riga Tonne	Riga Sous-tonne	Pskoff Vilmorin Tonne	Pskoff Vilmorin Sous-tonne	Pskoff russe Vallet Tonne	Pskoff russe Vallet Sous-tonne	Lin de Livonie	Pskoff Rucker	Witebsk Ianowitch	Witebsk Drissa	Smolensk Sytchewka Pskoff	Smolensk Wlasma (Klemo-llte)	Smolensk Wlasma Wiazma	Wltebsk Volfgo	Livonie Valk	Pskoff Ostrow	Pskoff Petchor	Wltebsk Pololzk
Rendements à l'hectare { lin en graine..	5450	6875	5100	4075	5750	5650	5775	5475	6000	5475	3375	3625	3325	3175	3875	3125	4800	5000
{ lin battu	»	»	»	3825	»	»	5450	5125	4740	5250	3200	3375	3387	2875	3600	2962	4075	4675
Rendements à l'hectare en graine	»	»	»	75	»	»	125	125	112	112	50	100	100	200	125	50	100	125
Poids de l'hectolitre de graine........	»	»	»	62 k.	»	»	61.5	62 k.	63 k.	63k.	60.5	63 k.	61.5	63 k.	62 k.	61 k.	63 k.	63 k.
Hauteur moyenne des tiges	0.87	0.85	0.95	0.97	0.92	0.95	0.83	0.91	0.95	1.00	0.94	0.88	0.83	0.94	0.91	0.89	0.88	0.87
Résistance à la verse	M	M	T M	M	M.	M	Pas	Pas	Pas	Pas	A B	A B	A B	A B	A B	B	B	B
Précocité................	Moy.	Moy.	Préc.	Moy.	Tard.	Tard.	Moy.	Moy.	Moy.	Moy.	Tard.	Tard.	Moy.	Moy.	Moy.	Moy.	Tard.	Tard.
Couleur de la paille à la maturation ...	M	M	M	M	M	M	M	M	M	Pas.	Pas.	Pas.	Pas.	Pas.	Pas.	B	B	B
Qualité. { de la paille......	M	M	M	M	M	M	M	M	M	Pas.	Pas.	Pas.	Pas.	Pas.	Pas.	B	B	B
{ de la graine.........	T M	M	T M	M	M	M	M	M	M	Pas.	Pas.	Pas.	Pas.	Pas.	Pas.	Pas.	Pas.	Pas.
Rendement au teillage %........	—	—	—	—	—	—	—	—	14.40	19.62	10.76 (?)	29.0 (?)	10.66 (?)	12.0 (?)	11.0 (?)	5.45 (?)	11.0 (?)	12.0 (?)

M. H. DUPIRE, à Rosult.

Nature du sol. — Argileux.

Cultures précédentes. — En 1891 : Blé après betteraves.

En 1892 : Avoine avec 1000 k. de tourteaux à l'hectare.

En 1893 : Blé avec fumier.

Fumure. — fumier, purin, chlorure de Potassium et superphosphates.

Semailles. — 28 mars.

Levée et Végétation. — La levée a été régulière pour toutes les
variétés ; elle s'est effectuée le 6 avril. La végétation a été assez normale, et les lins ont peu souffert de la sécheresse du début, et de
l'humidité de la fin de la végation.

Selon M. Dupire, les lins ont été semés trop dru (200 k. à l'hectare);
il estime que les rendements auraient été supérieurs s'ils avaient été
plus clair semés. A l'époque de la maturation, M. Dupire a remarqué
que les lins ont changé d'aspect et de qualité, à l'arrachage on a pu
constater qu'il se trouvait des tiges mortes dans presque toutes les
parcelles et que le rendement ne serait pas aussi considérable qu'on
l'avait tout d'abord espéré. Seules, trois variétés se sont bien com-
portées suivant M. Dupire, la sous-tonne de Riga, et les Witebsk
Ianowitch et Drissa. Ces lins ont mûri naturellement, n'ont offert
aucune trace de brulure et donnent des rendement élevés en poids et
au teillage. Ils ont aussi montré plus de résistance à la verse, se cour-
bant par les mauvais temps, mais reprenant après la position verti-
cale.

Quoi qu'en dise M. Dupire, les résultats sont généralement fort
beaux ; il est regrettable qu'il n'ait fait aucune différence de prix
entre les variétés, et qu'il ait appliqué à tous les lins, le beau prix
de 25 francs les 100 k. qu'il a obtenu dans la vente en bloc de toutes
les variétés.

État des rendements à l'hectare :

	Riga Tonne	Riga Sous-Tonne	Pskoff Vilmorin Tonne	Pskoff Vilmorin Sous-Tonne	Pskoff russe Vallot Tonne	Pskoff russe Vallot Sous-Tonne	Lin de Livonie	Pskoff Rucker	Witebsk Innowitch	Witebsk Driessa	Smolensk Sylchowian Pskoff	Smolensk Witebsk (Kite-melia)	Smolensk Wiasna (Kite-melia)	Witebsk Volga	Livonie Volk	Pskoff Ostrow	Pskoff Pelcher	Witebsk Pololak
Rendements à l'hectare — lin en graine	5.820	8.200	6.080	4.920	7.460	8.400	5.140	5.740	8.550	8.040	7.160	6.440	7.300	6.800	6.380	5.720	6.250	5.160
Rendements à l'hectare — lin battu	4.400	6.600	5.000	4.100	6.040	7.000	4.400	5.020	6.800	6.000	6.000	5.400	6.000	5.800	5.400	5.000	5.200	4.100
Valeur marchande des 100 k. de lin battu	25 fr.	25 fr.	25 fr.	25 fr.	25 fr.	25 fr.	25 fr.	25 fr.	25 fr.	25 fr.	25 fr.	25 fr.	25 fr.	25 fr.	25 fr.	25 fr.	25 fr.	25 fr.
Rendements à l'hectare en graine	240	360	280	180	300	420	200	300	440	400	320	340	280	320	200	200	280	380
Valeur marchande des 100 k. de graine	28 fr.	28 fr.	28 fr.	28 fr.	28 fr.	28 fr.	28 fr.	28 fr.	28 fr.	28 fr.	28 fr.	28 fr.	28 fr.	28 fr.	28 fr.	28 fr.	28 fr.	28 fr.
Poids de l'hectolitre de graine	70 k.	70 k.	70 k.	70 k.	70 k.	70 k.	70 k.	70 k.	70 k.	70 k.	70 k.	70 k.	70 k.	70 k.	70 k.	70 k.	70 k.	70 k.
Résistance à la verse	Pas.	B	Pas.	M	Pas.	B	M	M	B	B	Pas.	Pas.	Pas.	Pas.	Pas.	M	Pas.	B
Précocité	Tard.	Préc.	Moy.	Préc.	Tard.	Préc.	Moy.	T Préc.	Moy.	Moy.	Moy.	Moy.	Moy.	Moy.	Moy.	Préc.	Préc.	Tard.
Couleur de la paille à la maturation	Pas.	B	B	B	B	B	B	Pas.	B	B	B	B	Pas.	B	Pas.	B	Pas.	M
Couleur de la paille	Pas.	B	B	B	B	B	B	Pas.	B	B	B	B	Pas.	B	Pas.	B	Pas.	Pas.
Qualité de la paille	M	M	M	M	M	M	M	M	B	B	B	B	M	B	B	M	M	Pas.
Qualité de la graine	M	Pas.	M	M	M	M	M	M	B	B	Pas.	Pas.	M	M	M	M	Pas.	Pas.
Produits bruts en argent à l'hectare — en lin battu	fr. 1.100	fr. 1.650	fr. 1.250	fr. 1.025	fr. 1.510	fr. 1.750	fr. 1.100	fr. 1.255	fr. 1.700	fr. 1.650	fr. 1.500	fr. 1.350	fr. 1.500	fr. 1.450	fr. 1.350	fr. 1.250	fr. 1.300	fr. 1.025
Produits bruts en argent à l'hectare — en graine	67	94	78	50	84	115	56	84	123	112	89	95	78	89	72	56	78	106
Totaux	1.167	1.744	1.328	1.075	1.594	1.867	1.156	1.339	1.823	1.762	1.589	1.445	1.578	1.539	1.422	1.306	1.378	1.131
Différences sur le témoin	—	+577	+161	—92	+427	+700	—11	+172	+656	+595	+422	+278	+411	+372	+255	+139	+211	—36
Rendement au teillage (pour 100)	17.82	19.16	20.00	20.00	21.81	18.75	18.33	18.26	19.55	22.14	20.66	20.90		17.27	17.91		17.85	21.42

Résultats certifiés par MM. Édouard Doulez et Hector Dupire.

M. LESAFFRE, à Comines

Nature du sol. — Argilo-siliceux.

Cultures précédentes. — En 1891 : tabac avec 9000 k. de tourteaux et 3000 k. de laine à l'hectare.

En 1892 : betteraves avec 250 k. de nitrate à l'hectare.

En 1893 : Blé avec 150 hectolitres de purin à l'hectare.

Fumure. — 200 hectolitres de purin.

Semailles. — 27 mars et 3 avril.

Levée et Végétation. — La levée s'est effectuée du 7 au 13 avril.

Les parcelles 1 à 8 ont eu une végétation magnifique, mais les dernières pluies leur ont fait énormément de mal, et sont venues détruire en partie les espérances d'une récolte extraordinaire.

Les lins russes, plus en retard, n'ont pu, malgré leur moindre taille, se maintenir beaucoup mieux que les autres. Ils ont donné du poids, mais leur qualité était moindre que celle des variétés de Riga de Pskoff Vallet et Vilmorin.

Ces dernières variétés ont maintenu leur réputation et elles ont été dépassées en poids et en qualité par le lin de Livonie qui, en somme, est demeuré le meilleur.

3

État des rendements à l'hectare :

	Riga		Pskoff Vilmorin		Pskoff russe Vallot		Pskoff	Lin de Livonie	Witebsk		Smolensk			Witebsk	Livonie	Pskoff		Witebsk
	Tonne	Sous-tonne	Tonne	Sous-tonne	Tonne	Sous-tonne	Ruecker	Livonie	Inowitch	Drissa	Syl-chewkoï Pskoff	Wiasma (Klemolla)	Winsmo	Wéligo	Valk	Oslrow	Peicker	Pskoff
Rendements à l'hectare { lin en graine	7.290	6.560	8.060	7.700	8.125	8.000	8.105	8.330	7.500	7.600	7.250	7.580	6.250	7.080	7.180	6.875	6.625	6.700
{ lin battu	6.150	5.520	6.560	6.350	6.560	6.500	6.660	7.090	6.450	6.350	6.250	6.500	5.400	6.125	6.140	5.830	5.625	5.725
Valeur marchande les 100 k. de lin battu	15 fr.	15 fr.	16 fr.	16 r.	16f.50	17 fr.	17 fr.	18 fr.	15 fr.	16 f.	16f.50	15 fr.	12 f.50	14 fr.	14 f.05	13 fr.	13f.50	15 fr.
Rendements à l'hectare en graine	520	375	455	435	580	540	520	580	395	375	355	375	290	270	300	290	290	250
Valeur marchande des 100 k. de graine	24 fr.	24 fr.	24 fr.	24 fr.	24 fr.	24 fr.	24 fr.	24 fr.	24 fr.	24 fr.	24 fr.	24 fr.	24 fr.	24 fr.	24 fr.	24 fr.	24 fr.	24 fr.
Poids de l'hectolitre de graine	69 k.	70 k.	68 k.	68 k.	68 k.	68 k.	68 k.5	71 k.	67 k.5	67 k.	67 k.	67 k.	67 k.	67 k.	67 k.	67 k.	67 k.	67 k.
Hauteur moyenne des tiges	1.03	0.85	1.02	1.02	1.05	1.05	1.06	1.10	1.07	1.03	1.04	1.00	0.85	0.95	0.90	0.92	0.88	0.87
Résistance à la verse	B.	Pas.	B	B	B	B	B	B	Pas.	Pas.	Pas.	Pas.	Pas.	Pas.	Pas.	Pas.	M	Pas.
Précocité	Préc.	Pas	Préc.	Préc.	Préc.	Préc.	Préc.	Préc.	Pas.	Pas.	Pas.	Pas.	Pas.	Pas.	Pas.	Pas.	Pas.	Pas.
Couleur de la paille à la maturation	B	B	B	B	B	B	B	B	B	B	B	B	B	B	B	B	Pas.	B
Qualité { de la paille	B	B	B	B	B	B	B	B	Pas.	B	B	B	Pas.	Pas.	B	Pas.	Pas.	B
{ de la graine	B	B	B	B	B	B	B	B	B	B	Pas.	Pas.	Pas.	Pas.	Pas.	Pas.	Pas.	Pas.
Produits bruts { en lin battu	fr. 922	828	fr. 1.033	fr. 1.016	fr. 1.082	1.105	fr. 1.132	fr. 1.274	fr. 967	fr. 1.016	fr. 1.031	fr. 975	fr. 675	857	fr. 890	fr. 757	fr. 759	fr. 858
en argent à l'hectare { en graine	124	90	109	104	130	129	124	139	94	90	85	90	69	64	72	69	69	60
Totaux	1.046	918	1.142	1.120	1.224	1.234	1.256	1.413	1.061	1.106	1.116	1.065	744	921	962	826	828	918
Différences sur le témoin	»	−128	+96	+74	+175	+188	+210	+367	+15	+60	+70	+19	−302	−125	−84	−220	−218	−128
Rendement au teillage pour 100	16.66	15.75	19.44	20.71	21.11	18.85	18.57	20.76	21.78	20.66	16.57	19.41	19.33	15.75	16.47	14.01	21.15	16.47

(Résultats certifiés par MM. Varnés, Lesaffre et Montardier).

M. STEVENOOT, à Armbouts-Cappel.

Nature du sol. — Siliceo-argileux.

Cultures précédentes. — En 1891 : Blé avec fumier, 450 k. de superphosphates, et 50 k. de nitrate à l'hectare.

En 1892 : Pois avec 700 k. de superphosphates à l'hectare.

En 1893 : Avoine avec 600 k. de superphosphates et 100 k. de nitrate.

Fumure. — Fumier avant l'hiver.

600 k. de superphosphates à l'hectare.

200 k. de chlorure de potassium à l'hectare.

200 k. de nitrate à l'hectare.

Semailles. — 23 mars.

Levée et Végétation. — Toutes les variétés ont eu une levée assez régulière, vers le 7 avril.

Le champ n'avait pas porté de lin depuis plus de 30 ans ; malgré cela, la brûlure a fait des ravages, et M. Stevenoot a été obligé, pour obtenir des résultats comparables, de distraire deux bandes au travers des variétés.

Les Witebsk Ianowitch et Drissa ont le plus souffert, et les produits furent si anormaux que M. Stevenoot dut renoncer à les peser.

Les Pskoff russes Vallet et le lin de Livonie ont donné les meilleurs résultats comme poids et produits en argent, et il est assez curieux de constater que leur rendement au teillage, d'après les échantillons prélevés par le Comité linier, est aussi faible.

État des rendements à l'hectare :

	Riga Tonne	Riga Sous-Tonne	Pskoff Vilmorin Tonne	Pskoff Vilmorin Sous-Tonne	Pskoff russo Valint Tonne	Pskoff russo Valint Sous-Tonne	Lin de Livonie	Pskoff Rucker	Witebsk Inno-witch	Witebsk Drissa	Smolensk Syl-chewia Pskoff	Smolensk Winsma (Ku-mollia)	Smolensk Winsma	Witebsk Voligo	Livonie Valk	Pskoff Ostrow	Pskoff Protcker	Witebsk Polisk
Rendements à l'hectare { lin en graine..	6.400	6.560	6.594	6.584	7.200	7.099	7.334	7.022			6.400	6.981	6.094	7.033	5.694	5.431	5.610	6.804
{ lin battu......	5.700	5.960	5.884	5.900	6.598	6.387	6.614	6.322			5.400	6.281	5.374	6.333	4.994	4.710	4.900	6.074
Valeur marchande des 100 k. de lin battu.	16 fr.	16 fr.	16 fr.	16 fr.	16 fr.	16 fr.	16 fr.	16 fr.			16 fr.	16 fr.	16 fr.	16 fr.	16 fr.	16 fr.	16 fr.	16 fr.
Rendement en poids du lin roui..	4.900	5.040	4.084	4.103	5.740	5.604	5.800	5.578			4.600	5.430	4.624	5.524	4.209	3.980	4.080	5.270
Rendement en poids du lin teillé.........	1.166	1.192	1.186	976	1.366	1.334	1.381	1.328			1.095	1.292	1.100	1.315	1.002	947	971	1.254
Valeur marchande du lin teillé.........	120 fr.	120 fr.	130 fr.	125 fr.	135 fr.	135 fr.	137 fr.	135 fr.			125 fr.	130 fr.	130 fr.	135 fr.	130 fr.	125 fr.	130 fr.	135 fr.
Rendements à l'hectare en graine.......	710	715	625	670	680	703	706	670			580	609	618	681	528	603	680	740
Valeur marchande des 100 kil. de graine..	28 fr.	27 fr.	28 fr.	28 fr.	28 fr.	28 fr.	28 fr.	20 fr.			28 fr.	28 fr.	28 fr.	28 fr.	28 fr.	28 fr.	28 fr.	28 fr.
Poids de l'hectolitre de graine.........	78 k.	78 k.	78 k.	78 k.	77 k.5	77 k.5	78 k.	77 k.			77 k.	78 k.	78 k.	78 k.	78 k.5	78 k.	78 k.5	78 k.
Hauteur moyenne des tiges........	0m81	0m83	0m83	0m83	0m95	0m92	0m94	0m85			0m75	0m80	0m82	0m87	0m79	0m80	0m80	0m84
Résistance à la verse.........	B	B	B	B	B	B	B	B			Moy.	B	B	B	R	B	B	B
Précocité........	Moy.	Moy.	Préc.	Préc.	Préc.	Préc.	Préc.	Moy.			Moy.	Moy.	B	Préc.	Moy.	Moy.	Moy.	Moy.
Couleur de la paille à la maturation....	Pas.	Pas.	B	B	B	B	B	Pas.			Pas.	B	B	B	B	B	B	B
{ de la paille........	Pas.	B	B	B	B	B	B	Moy.			Pas.	Pas.	B	B	B	B	B	B
Qualité { de la graine.........	B	B	B	B	B	B	B	Pas.			Pas.	Pas.	B	B	Moy.	B	B	B
Produits bruts { en lin battu......	fr. 912	fr. 937	fr. 941	fr. 944	fr. 1.055	fr. 1.021	fr. 1.058	fr. 1.011			fr. 864	fr. 1.004	fr. 859	fr. 1.013	fr. 799	fr. 753	fr. 784	fr. 971
{ en graine......	198	193	175	187	190	196	197	134			132	170	173	190	147	168	193	207
Totaux......	1.110	1.130	1.416	1.431	1.245	1.217	1.255	1.145			996	1.174	1.032	1.403	946	921	977	1.178
Différences sur le témoin......		+ 20	+ 6	+ 21	+135	+107	+145	+ 35			—114	+ 64	— 78	— 7	— 64	—189	— 33	+ 68
Rendement au teillage des échantillons (pour %)........	17.69	16.42	17.69	17.22	14.85	16. »	14.81	15.35	16.66	15.50	15.71	17.05	14.66	20.40	13.66	16.66		

Witebsk Inno-witch / Drissa (rows 1–15) : Parcelle endommagée par la brûlure.

(Résultats certifiés par MM. J. Hochart, Debronter et Stevenool).

M. TRIBOU, à Hem-Lenglet

Nature du sol. — Argilo-siliceux.

Cultures précédentes. — En 1891 : Trèfle.

En 1892 : Betteraves avec fumier, superphosphates et nitrate.

En 1893 : Blé sans engrais.

Fumure. — 1000 kilog. tourteaux colza à l'hectare.
48 hectolitres colombine   »

Semailles. — 29 mars et 2 avril.

Levée. — Bonne pour toutes les variétés. — Les lins de Riga ont
beaucoup souffert de la sécheresse au début, et de la brûlure. M. Tribou n'a pas cru devoir en peser les produits. Les autres variétés se
sont bien comporté malgré la sécheresse du commencement, et les
pluies abondantes de la fin de la végétation.

Le lin de Livonie a donné beaucoup de rendement et la paille de
meilleure qualité.

Les Pskoff Vilmorin et Vallet, tonnes et sous-tonnes, ont donné
également de bons produits.

Parmi les lins russes, il faut signaler de nouveau le Witebsk
Vélige, qui a fourni un très bon lin et un gros rendement, ainsi que
les Nos 11, 12, 13.

Il ne faut point s'étonner des chiffres consignés au tableau suivant ;
si les produits bruts en argent sont très élevés, cela tient au prix également très fort qu'il a attribué aux 100 k. de lin battu. Il ne faut
considérer dans ces chiffres que leur valeur relative, puisque notre
expérience n'a qu'un caractère comparatif.

État des rendements à l'hectare :

	Riga Tonne	Riga Sous-tonne	Pskoff Vilmorin Tonne	Pskoff Vilmorin Sous-tonne	Pskoff russe Vallet Tonne	Pskoff russe Vallet Sous-tonne	Lin do Livonie	Pskoff Rucker	Witebsk Inno-witck	Witebsk Drissa	Smolensk Syt-chuvka Pskoff	Smolensk Wiasma (Kir-mulin)	Smolensk Wiasma	Wit-bsk veilge	Livonie Valk	Pskoff Ostrow	Pskoff Petcker	Wi-tebsk Polotsk
Rendements à l'hectare { lin en graine...			5.200	4.600	5.000	5.200	5.450	4.000	5.100	5.200	5.200	5.200	5.490	6.500	5.490	5.000	5.000	5.000
lin battu......			4.300	4.100	4.000	4.500	4.600	3.500	3.120	4.600	4.300	4.300	3.870	5.700	3.800	3.900	3.900	3.900
Valeur marchande des 100 kil. de lin battu			32 fr.	31 fr.	32 fr.	32 f.50	32 fr.	31 fr.	34 fr.	31 fr.	31 fr.	31 fr.	31 fr.	31 fr.	31 fr.	31 fr.	31 fr.	34 fr.
Rendement en poids de lin roui.......			1.050	980	945	1.100	1.260	800	770	1.200	1.050	1.050	1.040	1.225	1.000	1.190	1.190	1.190
Rendement en poids du lin teillé........			290	280	270	300	360	200	220	320	280	280	260	350	250	340	340	340
Valeur marchande du lin teillé..........			150	150	150	150	150	150	150	150	150	150	150	150	150	150	150	150
Rendements à l'hectare en graine........			600	500	650	600	690	490	600	500	660	660	680	700	680	600	600	600
Valeur marchande des 100 kil. de graine.			29	30	29	29	30	30	29	29	29	29	30	30	30	30	30	30
Poids de l'hectolitre de graine..........			72	71	75	70	75	70	72	71	72	72	73	72	73	73	73	73
Hauteur moyenne des tiges.............			0.85	0.90	0.95	0.92	1.10	0.80	1.00	1.00	1.00	1.00	1.10	1.10	1.10	1.10	1.10	1.10
Résistance à la verse..................			B	B	B	B	B	Pass.	B	B	B	B	B	B	B	B	B	B
Précocité............................			B	B	B	B	B	Tard.	B	B	B	B	TB	B	B	B	B	B
Couleur de la paille à la maturation......			Pass.	Pass.	B	B	TB	Pass.	B	B	TB	TB	TB	TB	TB	TB	TB	TB
Qualité { de la paille..................			B	B	B	B	TB	Pass.	TB	B	B	B	B	B	B	TB	TB	TB
de la graine..................			TB	TB	Pass.	B	TB	Pass.	B	B	B	B	B	B	B	TB	TB	TB
Produits bruts { en lin battu..............	»	»	1.376	1.271	1.280	1.462	1.472	1.085	987	1.426	1.333	1.333	1.199	1.707	1.178	1.209	1.209	1.209
en graine.................	»	»	174	150	188	168	207	147	174	145	191	191	204	210	204	180	180	180
Totaux..........	»	»	1.550	1.424	1.468	1.630	1.679	1.232	1.141	1.571	1.524	1.524	1.403	1.977	1.382	1.389	1.389	1.389
Rendement au teillage des échantillons (pour 100)........	16.05	16.66	17.00	17.85	19.11	17.20	17.33	18.00	19.20	17.29	18.22	18.17	16.80	17.71	17.55	16.00	17.85	17.14

Note : Les colonnes Riga (Tonne et Sous-tonne) portent la mention « Parcelle endommagée par la brûlure ».

(Résultats certifiés par M. Tribou).

DISCUSSION GÉNÉRALE DES RÉSULTATS DES EXPÉRIENCES SUR LES LINS, EN 1894.

Nous avons dit maintes fois dans nos précédents rapports que les résultats de nos essais, pris isolément, n'ont d'importance que pour le terrain où les expériences ont été établies, et pour l'année ; c'est alors un enseignement immédiat et utile pour le propriétaire du champ. Mais si l'on veut tirer de nos essais, non pas des règles immuables, mais des conclusions générales ayant quelques chances de se rapprocher de la vérité, on doit les trouver dans les *moyennes des résultats*, obtenues en rapprochant chaque élément séparé. En opérant ainsi, nous avons tout lieu de croire que nous ne nous écartons guère de la vérité, puisque nos essais sont établis dans toutes les parties du département, dans des conditions de cultures variées, et d'après les mêmes principes. Les chiffres moyens que nous allons donner ont donc, si l'on se place au point de vue général, une force, que n'ont pas les résultats isolés. Nous verrons que les moyennes auxquelles nous arriverons peuvent s'écarter plus ou moins de celles des précédentes campagnes, mais il nous sera facile d'expliquer ces divergences de chiffres, par l'examen des influences météorologiques prépondérantes de la saison 1894.

COMPARAISON DES VARIÉTÉS AU POINT DE VUE DU RENDEMENT EN LIN BATTU.

L'ensemble de nos résultats nous fournit les moyennes suivantes :

Classement	VARIÉTÉS	Rendements moyens en lin battu.	Nombre de champs d'où proviennent les moyennes
1	Pskoff amélioré russe Vilmorin (tonne)............	5.755 kil.	16 champs
2	Pskoff russe Vallet régénératrice, Tonne...........	5.725 »	16 »
3	id. Sous-Tonne........	5.714 »	7 »
4	Riga Tonne....,......................................	5.710 »	13 »
5	Riga Sous-Tonne......................................	5.592 »	10 »

Classement	VARIÉTÉS	Rendements moyens en lin battu	Nombre de champs d'où proviennent les moyennes
6	Lin de Livonie................................	5.378 kil.	6 champs
7	Witebsk Ianowitch..............................	5.289 »	6 »
8	Pskoff Rucker............................	5.288 »	17 »
9	Pskoff amél. russe Vilmorin Sous-Tonne............	5.250 »	13 »
10	Smolensk Wiasma (Klemelita)......................	5.120 »	7 »
11	Witebsk Vélige................................	5.094 »	7 »
12	Smolensk Sytchewka Pskoff......................	4.999 »	7 »
13	Pskoff Petcher..............................	4.794 »	7 »
14	Livonie Valk................................	4.790 »	7 »
15	Witebsk Polotsk..............................	4.786 »	7 »
16	Smolensk-Vlasma..............................	4.718 »	7 »
17	Witebsk Drissa................................	4.714 »	6 »
18	Pskoff Ostrow................................	4.551 »	7 »

Nous pouvons constater tout d'abord, que les 10 variétés russes forment presque la fin de la liste de classement, et sont dépassées de beaucoup par la plupart des variétés que nous expérimentons depuis quelques années.

Il serait cependant prématuré de les juger sur les résultats d'une année aussi anormale, d'autant plus que la plupart ont été ensemencées trop tardivement.

Le Pskoff Vilmorin a conservé son rang en 1re ligne, mais il faut avouer qu'il ne remporte qu'une victoire à la Pyrrhus, car il est suivi d'assez près par les autres variétés, et en particulier par le Riga.

En 1892, il nous donnait 4626 kilog. soit 500 kilog. de plus que le Riga de Tonne.

En 1893, 4177 kilog. et 559 kilog. de plus que le Riga.

Cette année, il rend beaucoup plus, puisqu'il nous donne 5755 kilog., mais la différence sur le Riga n'est plus que de 45 kilog. à l'hectare.

Nous ne voulons pas nous occuper du rendement en lui-même (qui est beaucoup plus élevé que les années précédentes) parce que nous considérons le côté comparatif entre les variétés comme le point important. Si le rendement est plus fort, celui du Riga a augmenté en effet beaucoup plus, mais c'est cette différence que devons expliquer, ce qui d'ailleurs est facile.

Si l'on se souvient des influences météorologiques prédominantes en 1894, on se rappelle que la levée a été assez belle, mais que les lins ont eu à cette époque à subir les effets d'une sécheresse trop prolongée. Pendant ce temps, les Pskoff, qui ont une tendance très marquée à la croissance rapide ont vite pris le dessus, ont couvert la terre en très peu de temps, et au commencement de mai, présentaient un aspect que n'avaient pas les variétés analogues au Riga, qui étaient restées plus chétives, et moins hautes de taille.

La deuxième période de croissance des lins, au lieu d'être sèche, a été humide et les pluies ont redoublé d'intensité et de fréquence au fur et à mesure que l'on approchait de l'époque ordinaire de l'arrachage. Les lins longs comme les Pskoff qui avaient pris de la taille profitèrent de la période humide dans ses débuts, mais furent bientôt appuyés, puis couchés par les ondées successives. Ils ne purent se relever, leur pied jaunit, leur maturation fut mauvaise. Les variétés courtes au contraire profitèrent des pluies, versèrent peu ou pas et mûrirent plus facilement.

Telle est la raison pour laquelle les Pskoff, tout en fournissant beaucoup de rendement en lin battu, n'en ont presque pas donné plus que les Riga ; c'est ce que nous avions constaté déjà pendant la saison de 1891 qui présenta des caractères se rapprochant de ceux de 1894.

Les sous-tonnes de Pskoff, qui conservent les aptitudes de la variété, et qui ont peut-être encore une moindre résistance à la verse, ont subi les mêmes influences désastreuses.

En 1892, le Pskoff sous-tonne donnait 4108 kilog., et en 1893, 4131 kilog. soit presqu'autant que la tonne ; en 1894, cette variété donne, il est vrai 5250 kilog., mais n'arrive qu'après les Riga et et n'obtient que le 9e rang.

Ce que nous venons de dire du Pskoff Vilmorin, nous pourrions le répéter pour le Pskoff russe Vallet, qui a des aptitudes analogues, et qui semble ne pas mieux résister à la verse quand il a eu une bonne levée.

Le lin de Livonie, tout en venant après les Riga n'en est pas moins une bonne variété ; dans certains champs, sa paille a acquis une grande finesse.

Le Rucker s'est également bien comporté.

COMPARAISON DES VARIÉTÉS AU POINT DE VUE DE LA VALEUR MARCHANDE DU LIN BATTU

CLASSEMENT	VARIÉTÉS	PRIX MOYENS des 100 kilog. de lin battu	NOMBRE de champs d'où proviennent les moyennes
		fr. c.	
1	Pskoff russe Vallet sous-tonne	19 60	7 champs
2	Smolensk Lytchewka	19 60	6 »
3	Witebsk Drissa	19 50	6 »
4	Smolensk Wiasma (Klemelita)	19 30	6 »
5	Livonie Valk	19 20	6 »
6	Pskoff amélioré russe Vilmorin Tonne	19 »	16 »
7	Pskoff russe Vallet Tonne	19 »	16 »
8	Witebsk Ianowitch	19 »	6 »
9	Witebsk Veliga	19 »	6 »
10	Pskoff Petcker	19 »	6 »
11	Witebsk Polotsk	19 »	6 »
12	Smolensk Wiasma	18 90	6 »
13	Pskoff Rucker	18 80	16 »
14	Pskoff Ostrow	18 80	6 »
15	Pskoff Vilmorin Sous-Tonne	18 60	12 »
16	Riga Tonne	18 50	13 »
17	Riga Sous-Tonne	18 40	10 »
18	Lin de Livonie	18 »	16 »

Les moyennes des prix des 100 kilog. de lin battu étaient plus élevées en 1893, mais moindres en 1892.

Nous ne pouvons évidemment établir de comparaison sur ce point, puisque c'est une question de cours commerciaux que nous n'avons pas à examiner.

C'est le classement qui nous intéresse, au point de vue de nos variétés.

En 1893,, le Pskoff Vilmorin sous-tonne, tenait la tête de la liste ; 1894 est loin de nous donner les mêmes résultats, puisque cette variété n'obtient que le 15e rang. Ceci n'a rien qui doive nous étonner, car dans la plupart de nos champs, c'est sur la sous-tonne de Pskoff Vilmorin que la verse a fait le plus de dégats ; sa valeur doit s'en ressentir.

Ce qui est le plus caractéristique du classement ci-dessus, c'est que la plupart des variétés russes qui étaient au bas de la liste précédente, montent en tête pour le cas qui nous occupe. Ces variétés étaient restées plus courtes en général, elles ont eu une meilleure maturation et leur paille a été estimée à un taux plus élévé.

Il est curieux de constater que le lin de Livonie, qui est très apprécié de beaucoup de nos collaborateurs, à cause de la grande qualité de sa filasse, n'arrive que 18e. Il est vrai de dire que cette variété a donné des résultats très inégaux, tantôt très bons, tantôt très mauvais. Cette variété serait-elle délicate ? C'est ce que nous verrons plus tard quand elle sera expérimentée pendant plusieurs années.

COMPARAISON DES VARIÉTÉS AU POINT DE VUE DES RENDEMENTS EN GRAINE.

Classement.	VARIÉTÉS.	Rendements moyens en graine.	Nombre de champs d'où proviennent les moyennes.
1	Riga-Tonne............................	589 kil.	13 champs
2	Pskoff russe Vallet sous-Tonne..............	579.5 »	7 »
3	Pskoff russe Vallet Tonne	573.8 »	16 »
4	Lin de Livonie...........................	534.5 »	17 »
5	Pskoff Rucker	532 »	17 »
6	Pskoff Vilmorin Tonne....................	529.8 »	16 »
7	Pskoff Vilmorin Sous-Tonne...............	522 »	12 »
8	Riga Sous-Tonne.........................	507.7 »	10 »
9	Witebsk Ianowllck.......................	473.5 »	6 »
10	Witebsk Velige..........................	468 »	7 »
11	Smolensk Wiasma Klemelita	464 »	7 »
12	Smolensk Wiasma........................	441 »	7 »
13	Smolensk Sytchewka.....................	436 »	7 »
14	Witebsk Drissa..........................	432 »	6 »
15	Witebsk Polotzk.........................	432 »	7 »
16	Livonie Valk	429 »	7 »
17	Pskoff Petcker..........................	428 »	7 »
18	Pskoff Ostrow...........................	389.5 »	7 »

Comme les années précédentes, le Riga de tonne tient la tête. Les Pskoff viennent ensuite, mais il est assez difficile de s'expliquer pourquoi tous les lins russes forment complètement le bas de la liste.

COMPARAISON DES VARIÉTÉS AU POINT DE VUE DE LA HAUTEUR MOYENNE DES TIGES.

Clas-sement	VARIÉTÉS	Hauteur moyenne des tiges.	Nombre de champs d'où proviennent les moyennes
		m	
1	Witebsk Drissa	0.98	6 champs
2	Witebsk Isnowitch	0.974	5 »
3	Pskoff Vilmorin Tonne	0.97	16 »
4	Pskoff russe Vallet Tonne	0.96	16 »
5	Pskoff Vilmorin Sous-Tonne	0.94	12 »
6	Lin de Livonie	0.93	16 »
7	Pskoff Rucker	0.93	16 »
8	Pskoff Vallet Sous-Tonne	0.925	7 »
9	Smolensk Sytchewka	0.92	6 »
10	Witebsk Vélige	0.95	6 »
11	Riga Tonne	0.92	13 »
12	Livonie Valk	0.915	6 »
13	Smolensk Wiasma Klemelita	0.91	6 »
14	Pskoff Ostrow	0.90	6 »
15	Pskoff Petoker	0.90	6 »
16	Witebsk Polotzk	0.894	6 »
17	Riga Sous-Tonne	0.893	10 »
18	Smolensk Wiasma	0.89	6 »

On peut voir, d'après le tableau ci-dessus, qu'en 1893, année humide, les lins ont acquis une taille fort élevée, chaque variété mesurant en général plus de 0^m10 de plus que l'année précédente.

Ce classement correspond assez avec celui des rendements en paille.

COMPARAISON DES VARIÉTÉS AU POINT DE VUE DU PRODUIT BRUT EN ARGENT, EN LIN BATTU

Clas- sement	VARIÉTÉS	Produits bruts moyens en lin battu	Nombre de champs d'où proviennent les moyennes
1	Witebesk Drissa	1.107 fr.	5 champs
2	Pskoff russe Vallet Sous-Tonne	1.106 »	7 »
3	Pskoff Vilmorin Tonne	1.080 »	16 »
4	Witebesk Velige	1.079 »	6 »
5	Pskoff russe Vallet Tonne	1.078 »	16 »
6	Riga Tonne	1.041 »	13 »
7	Witebesk Janowitch	1.026 »	5 »
8	Smolensk Sytchewka	1.020 »	6 »
9	Smolensk Wiasme Karmelita	1.013 »	6 »
10	Riga Sous-Tonne	1.007 »	10 »
11	Pskoff Vilmorin Sous-Tonne	970 »	12 »
12	Pskoff Rucker	952 »	16 »
13	Lin de Livonie	933 »	16 »
14	Livonie Valk	930 »	6 »
15	Smolensk Wiasma	921 »	6 »
16	Lskow Petcker	909 »	6 »
17	Witebesk Polotzk	884 »	6 »
18	Pskoff Ostrow	870 »	6 »

En exceptant le Witebesk Drissa, que nous ne connaissons que
trop peu encore, les Pskoff russes Vallet et Vilmorin tiennent encore
la tête, mais nous remarquons ici ce que nous avons constaté déjà en
examinant les moyennes des rendements en lin battu, c'est qu'au
lieu de différences de 200 fr. à l'hectare, entre ces variétés et le Riga,
nous ne trouvons plus qu'un excédent de 65 fr. pour le Pskoff russe
Vallet, et 39 fr. pour le Vilmorin. Il n'est pas nécessaire de nous
étendre sur l'explication du fait, car nous en avons signalé la cause
précédemment.

COMPARAISON DES VARIÉTÉS AU POINT DE VUE DES PRODUITS BRUTS EN ARGENT, EN GRAINE

Classement	VARIÉTÉS	Produits bruts moyens en graine	Nombre de champs d'où proviennent les moyennes
		fr. c.	
1	Pskoff russe Vallet Tonne....................	161 »	16 champs
2	Riga Tonne	156 »	13 »
3	Lin de Livonie	154 »	16 »
4	Pskoff russe Vallet Sous-Tonne.............	153 »	7 »
5	Pskoff Rucker...........................	151 »	16 »
6	Pskoff Vilmorin Tonne.....................	147 »	16 »
7	Witebsk Ianowitch.......................	143 »	5 »
8	Smolensk Wiasma Klemelita.................	140 »	6 »
9	Witebsk Velige...........................	138 »	6 »
10	Pskoff Vilmorin Sous-Tonne................	137 »	12 »
11	Smolensk Wiasma.........................	134 »	6 »
12	Riga Sous-Tonne.........................	132 »	10 »
13	Witebsk Polotzk	131 »	6 »
14	Witebsk Drissa	130 »	5 »
15	Smolensk Sytchewka	128 50	6 »
16	Livonie Valk...........................	128 50	6 »
17	Pskoff Petcker...........................	128 50	6 »
18	Pskoff Ostrow.	118 »	6 »

Le classement ci-dessus se rapproche naturellement de celui des rendements en graine, et il est rationnel d'y voir le Riga tenir la tête.

COMPARAISON DES VARIÉTÉS AU POINT DE VUE DES PRODUITS BRUTS TOTAUX A L'HECTARE

Classement	VARIÉTÉS.	Produits bruts moyens Totaux.	Nombre de champs d'où proviennent les moyennes.
1	Pskoff russe Vallet Sous-Tonne.,..................	1.259 fr.	7 champs
2	Pskoff russe Vallet Tonne.....................	1.239 »	16 »
3	Witebsk Drissa...........................	1.237 »	5 »
4	Pskoff Vilmorin Tonne.....................	1.228 »	16 »
5	Witebsk Velige.........................	1.201 »	6 »

Classe- ment	VARIÉTÉS.	Produits bruts moyens Totaux.	Nombre de champs d'où proviennent les moyennes
6	Riga Tonne......................................	1.198 fr.	13 champs
7	Witebsk Isnowitch.............................	1.169 »	5 »
8	Smolensk Sytchewka...........................	1.149 »	6 »
9	Riga Sous-Tonne...............................	1.140 »	10 »
10	Smolensk Wiasma Klemelité....................	1.152 »	6 »
11	Pskoff Vilmorin Sous-Tonne...................	1.107 »	12 »
12	Pskoff Rucker.................................	1.097 »	16 »
13	Lin de Livonie................................	1.088 »	16 »
14	Livonie Valk..................................	1.059 »	6 »
15	Smolensk Wiasma..............................	1.056 »	6 »
16	Pskoff Petcker................................	1.038 »	6 »
17	Witebsk Polotzk..............................	1.015 »	6 »
18	Pskoff Ostrow.................................	996 »	6 »

Le tableau ci-dessus résume tous les précédents, puisqu'il nous donne le produit total moyen de nos différentes variétés.

Nous y voyons, comme les années précédentes, figurer en tête, les variétés de Pskoff, mais nous sommes loin des résultats comparatifs satisfaisants des deux dernières années.

Le Pskoff russe Vallet tonne, qui avait eu une très mauvaise levée l'an dernier, donnait un excédent de 97 francs sur le Riga. Cette année où la levée avait été bonne, cette différence n'est plus que de 41 francs. La sous-tonne de la même variété, qui donnait sur le Riga un excédent de 212 francs à l'hectare, ne nous fournit qu'une différence de 61 francs en 1894.

Pour les Pskoff Vilmorin, les différences sont encore plus accusées. En 1893, la tonne fournissait un excédent de 267 francs sur le Riga, et la sous-tonne 224 francs. En 1894, l'excédent fourni par la tonne se réduit à 30 francs et la sous-tonne donne une différence négative de 91 francs.

Nous n'insisterons pas plus sur ces résultats, qui ne sont dûs, comme nous l'avons démontré plus haut, qu'aux circonstances météorologiques désastreuses pour les variétés à longue tige, qui ont dominé à la fin de la végétation, circonstances qui, au contraire, ont été plutôt favorables aux lins à tige moins longue comme le Riga. Heureusement, ces circonstances malheureuses ne se présentent point souvent d'une façon aussi caractéristique et nous n'en persistons pas moins à croire, que dans la grande majorité des cas, les Pskoff peuvent rendre de sérieux services. Ils donneront toujours de grands excédents dans les années sèches ; l'avantage sera moins grand dans les années ordinaires, pour disparaître à peu près dans les saisons très humides. Il est donc permis de penser, que l'on peut employer les Pskoff en toute sécurité, mais une bonne précaution sera de ne jamais leur donner trop d'engrais azotés, car leur très grande aptitude à la croissance rapide suffit presque toujours, et l'on évitera ainsi, autant qu'on le peut, la verse dans les années humides.

Nous ne pouvons guère juger cette année le Pskoff Rucker et le lin de Livonie, qui semblent se rapprocher, par leurs aptitudes, des Pskoff Vilmorin et Vallet, car craignant toutes deux la verse, ces deux variétés n'ont évidemment pas donné leur mesure. Ainsi le lin de Livonie avait, dans le peu d'essais que nous en avions fait, donné de bons résultats en 1893 ; c'est un lin de taille et de finesse, donnant comme les Pskoff relativement peu de graines, et qui, pour le juger, demande quelques années d'expériences.

Le Pskoff Rucker que nous expérimentions pour la première fois, et dont la graine a l'avantage d'avoir un prix commercial peu élevé, est une variété dont il faut aussi continuer l'essai, et, si en 1894, il a souvent dans certains cas donné de bons résultats, nous le devons à l'examen préalable des facultés germinatives de ses graines, qui nous a permis d'obtenir une levée suffisante en portant à 250 kilog. la dose de semence à l'hectare, au lieu de 200, car un essai germinatif nous avait donné 73 % seulement de graines germées.

On comprendra qu'il est encore plus difficile de se prononcer sur la valeur des variétés russes. Mentionnons cependant le Witebsk Drissa, le Witebsk Velige et le Witebsk Ianowitch, qui ont donné de bons résultats. Nous continuerons l'essai de ces variétés l'an prochain en ensemençant, si possible, les graines récoltées.

RENDEMENTS AU TEILLAGE.

Nous avons vu plus haut que des échantillons de 10 mètres carrés de récolte, avaient été prélevés par les soins du Comité linier, dans les champs de 18 variétés, pour être soumis au teillage, afin d'en déterminer le rendement.

Nous avons donné ces chiffres dans la partie descriptive de ce rapport, pour chaque champ et chaque variété. On a pu voir à l'examen des tableaux, que quelques-uns de ces chiffres paraissent absolument anormaux; nous les avons signalés, en plaçant à côté de chacun d'eux un point d'interrogation. Ces anomalies proviennent pour la plupart de la détérioration de la récolte par les pluies prolongées. Aussi nous les trouvons principalement dans les champs de MM. Calooné et Desprez, qui ont eu le plus à souffrir de l'excès d'humidité.

Nous avons réuni pour en déduire les moyennes, tous les chiffres relatifs à chaque variété, mais pour rendre à ces moyennes leur intérêt, nous avons éliminé, pour les calculer, les rendements inférieurs à 14 %.

Classe-ment	VARIÉTÉS.	Rendements au teillage.	Nombre de champs d'où proviennent les moyennes.
1	Pskoff russe Vallet Tonne	18.86 %	6 champs
2	Witebsk Velige...	18.57 »	6 »
3	Smolensk Wiasma Klemelita............................	18.37 »	7 »
4	Pskoff Vilmorin Tonne....................................	18.36 »	5 »
5	Pskoff Rucker	18.26 »	7 »
6	Witebsk Polotzk...	18.07 »	5 »
7	Lin de Livonie	18. » »	6 »
8	Witebsk Ianowitch	17.97 »	4 »
9	Pskoff Vilmorin Sous-Tonne...........................	17.95 »	6 »
10	Witebsk Drissa..	17.94 »	7 »
11	Riga Tonne..	17.77 »	6 »
12	Smolensk Wiasma..	17.60 »	4 »
13	Pskoff Petcker...	17.51 »	4 »
14	Pskoff russe Vallet Sous-Tonne	17.48 »	7 »
15	Livonie Valk..	17.29 »	6 »
16	Riga Sous-Tonne	16.93 »	5 »
17	Pskoff Ostrow...	16.75 »	4 »
18	Smolensk Sytchewka......................................	16.23 »	8 »

Nous donnons les chiffres qui précèdent, à titre de renseignement, car il n'est pas possible de se faire une idée exacte du rendement que peuvent fournir les variétés expérimentées par une année aussi anormale.

4

POMMES DE TERRE

Le nombre des essais de pommes de terre a été, en 1893-94, de 38. Comme l'année précédente, les expériences n'ont porté que sur les variétés. Aux espèces féculières expérimentées précédement, et dont nous avons conservé les meilleures, nous avons joint les deux variétés de M. Vilmorin, la Czarine et la Géante sans pareille, ainsi que les variétés féculières de Paulsen, Gloria, César et Karl der gross.

M. ANDRÉ, à Hautmont.

Imperator sélectionnée	3 a. 5	Karl der gross	3 a. 5
Géante bleue sélectionnée	3 a.	Magnum bonum	3 a. 5
César	3 a. 5	Czarine	1 a.
Gloria	3 a. 5	Géante sans pareille	2 a.

Nature du sol. — Argilo-siliceux.

Cultures précédentes. — En 1893, avoine avec 1000 kilog. d'engrais chimique.

Fumure. — Engrais chimique, 1000 kilog. à l'hectare.
Cet engrais est composé de 20 % de nitrate,
35 » de superphosphates.
45 » de sels de potasse.

Façons mécaniques. — Après l'enlèvement de l'avoine, on a déchaumé à l'extirpateur. — Au printemps, labour.

Plantation. — 25 avril. — Distances : 0,65 entre les lignes et 0,40 dans les lignes.
Toutes les variétés ont été plantées entières.

Levée. — La levée s'est faite le 25 mai. Elle a été régulière pour toutes les variétés. Elle a été plus hâtive pour Karl der gross, Géante bleue et Imperator.

Arrachage. — 23 octobre pour Imperator, Géante bleue et César ; 24 octobre pour Gloria, Karl der gross, Magnum bonum, et 25 octobre pour Czarine et Géante sans pareille.

État des rendements à l'hectare :

VARIÉTÉS	RENDEMENT CULTURAL	
	Tubercules sains	Tubercules avariés
Imperator sélectionnée.........................	15.000	7.500
Géante bleue id.	12.000	6.000
Paulsens César...........................	12.000	6.000
Id. : Gloria...........................	10.000	5.000
Karl der Gross...........................	9.000	4.500
Magnum bonum	15.000	7.500
Czarine.......................	10.000	5.000
Géante sans pareille..................	9.000	4.500

On peut voir par les chiffres qui précèdent, que la récolte a été exceptionnellement mauvaise, et que le nombre des tubercules avariés a diminué les rendements déjà très faibles, dans de grandes proportions. Les grandes pluies sont la cause de ces insuccès.

M. ARDAENS, à Pitgam.

Boudin Rouge	(Ardaens) 0 65	Imperator (Ardaens)	0.65
Belle Augustine	(id.) 0.65	Géante sans pareille (Vilmorin)......	0.65
Institut de Beauvais (	id.) :..... 0.65	Géante Bleue (Desprez)	0.65
Géante sans pareille (	id.) 0.65	Imperator (id.)	0.65
Géante Bleue	(id.) 0.65	Gloria ...... (id.)	0.65

Nature du sol. — Silicéo-argileux léger, en bon état.

Plante précédente. — Blé avec fumier.

Façons mécaniques. — Après l'enlèvement du blé, labour, hersage, deux façons à l'extirpateur. — Buttage pendant la végétation.

Fumure. — 600 kilog. de superphosphates à l'hectare,
75 hectolitres d'urine   »

Plantation. — 6 avril, 4 et 5 mai.

Distances : 0,60 entre les lignes et 0,50 dans les lignes.

Les variétés Boudin rouge, Belle Augustine, Institut, Reine des Polders ont été plantées entières ; les autres ont été coupées en deux morceaux pour la plantation.

Levée. — La levée a été régulière pour toutes les variétés. — Institut de Beauvais et Belle Augustine ont eu une levée plus précoce.

Végétation. — La végétation a été normale, mais l'humidité a fait gâter chez certaines variétés, un grand nombre de tubercules, comme on peut en juger par les chiffres du tableau qui va suivre.

M. Ardaens a fait un essai de bouillie cuivrique contre la maladie; il a obtenu des résultats saisissants, et nous regrettons qu'il n'ait point pesé séparément les parties traitées ; il a constaté que les parties traitées ont conservé leur végétation trois semaines de plus que les autres.

État des rendements à l'hectare :

VARIÉTÉS	Rendement cultural		Poids moyen de tuber-cules analysés	Fécule anhydre °/₀	Rende-ment en fécule à l'hectare
	Tuber-cules sains	Tuber-cules avariés			
Boudin rouge — Ardaens	18.100	1.810	0.85	13.9	2.515
Belle augustine id.	24.000	1.200	0.075	15.6	3.744
Institut de Beauvais. id.	35.150	——	0.230	17.2	6.045
Géante sans pareille id.	40.000	18.660	——	——	——
Géante bleue id.	45.000	——	0.280	18.0	8.100
Imperator id.	39.000	13.000	0.240	15.5	6.045
Géante sans pareille (Vilmorin)	40.000	2.000	0.260	20.4	8.160
Géante bleue (Desprez)	45.000	——	——	——	——
Imperator id.	40.000	2.000	——	——	——
Gloria id.	35.150	1.757	——	——	——

(Résultats certifiés par MM. Degeuser, Cerclays, Gaston Beysert).

Cultures de l'Asile de Bailleul

Géante sans pareille.
Reine des Polders.
Czarine.

Nature du sol. — Argileux.

Plante précédente. — Navets avec purin.

Fumure. — 1000 kilog. d'engrais Bompain à l'hectare.

Façons mécaniques. — Labour profond avant l'hiver, et labour ordinaire avant la plantation. Pendant la végétation, les façons ont été données à la houe à main.

Plantation. — Du 4 au 6 mai.
Distances : 0,75 sur 75. Les trois variétés ont été coupées.

Levée. — La Géante sans pareille du 20 au 25 mai, et les deux autres variétés du 25 au 30 du même mois. Ces deux dernières ont eu une levée irrégulière.

Végétation. — La végétation a été bonne à ses débuts. La Géante sans pareille a toujours été belle, et la Czarine assez belle. La Reine des Polders a constamment laissé à désirer. Les pluies ont beaucoup nui au rendement comme on peut le voir dans le tableau ci-dessous.

État des rendements à l'hectare :

VARIÉTÉS.	Rendement cultural.	
	Tubercules sains.	Tubercules avariés.
Géante sans pareille	26.500	
Reine des Polders.....................	12.000	pas pesé
Czarine................................	17.000	

M. BACHY, à Aibes.

| Improved (?) (Bachy). | Géante bleue. |
| Imperator. | Magnum bonum |

Nature du sol. — Argilo-silicieux, en état moyen de culture.

Plante précédente. — Blé, après trèfle blanc enfoui après avoir reçu 700 kilog. de superphosphates à l'hectare.

Fumure. — Fumier, superphosphates, colombine et nitrate.

Façons mécaniques. — Labour de déchaumage après enlèvement de la récolte, labour profond après l'hiver; 2 hersages avant la levée, 2 binages à la houe à cheval après la levée, et 2 buttages.

Plantation. — 26 avril. — Distances 0,80 entre les lignes, et 0,50 dans les lignes. Quelques tubercules ont été coupés.

Levée et végétation. — 25 mai pour toutes les variétés, et 5 juin pour Magnum bonum.

La levée a été assez régulière pour toutes les variétés, mais la végétation manquait de vigueur dès les débuts, par suite de la mauvaise qualité des plants. L'Improved seule a constamment été normale. L'excès d'humidité a énormément nui aux rendements chez l'Improved et l'Imperator.

L'Improved est une excellente variété de table, mais résiste mal à la maladie.

La Géante bleue est devenue très vigoureuse, elle a parfaitement résisté à la maladie, ainsi que la Magnum bonum.

État des rendements à l'hectare :

| VARIÉTÉS | RENDEMENT cultural. | | Poids moyen de tubercules analysés | Fécule anhydro % | Rendement en fécule à l'hectare. |
	tubercules sains	tubercules avariés			
Improved (?)	14.000	7.000	0.200	16.5	2.310
Imperator	25.000	12.000	0.280	14.0	3.500
Géante bleue	40.000	——	0.260	18.0	8.200
Magnum bonum	14.000	——	0.160	15.5	2.170

(Résultats certifiés par MM. Carnoye et O. Williot.

M. BECQUAERT, à Arnèke.

Chardon rouge (Becquaert).	Géante sans pareille.
Audenaerde Belge (id.)	Magnum bonum.
Reine des Polders.	Imperator (Sélection Desprez).
Czarine.	Géante bleue (Sélection Desprez).

Nature du sol. — Argilo-siliceux en bon état de culture.

Plante précédente. — Blé.

Fumure. — Engrais chimique 250 kilog. ⎫
        superphosphates 900 kilog. ⎬ à l'hectare.
        fumier. ⎭

Façons mécaniques. — Labour avant l'hiver et façon de nettoyage pendant la végétation.

Plantation. — du 18 au 23 avril, à 0,60 entre les lignes et 0,40 dans les lignes.

La Czarine, la Géante sans pareille, l'Imperator et la Géante bleue ont été coupées en deux morceaux pour la plantation. Les autres variétés ont été plantées entières.

Levée. — La levée s'est effectuée le 24 mai. — Elle a été assez régulière.

Végétation. — La Géante bleue a constamment eu une végétation très vigoureuse et a complètement résisté à la maladie, favorisée par les intempéries. L'Imperator et la Magnum bonum ont également bien résisté, mais ont donné des rendements beaucoup moindres.

État des rendements à l'hectare :

VARIÉTÉS	Rendement cultural	
	Tubercules sains	Tubercules avariés
Chardon rouge (?)	23.500	———
Audenaerde belge	26.000	2.600
Reine des Polders	12.250	3.675
Czarine..........................	15.760	4.725
Géante sans pareille	15.900	3.180
Magnum bonum....................	10.500	———
Imperator (sélection Desprez)........	28.780	———
Géante bleue select Desprez	42.150	———

M. BECUWE, à Zegers-Cappel.

Paulsen'S César	3 a.	Imperator	2 a.
Czarine	1 a. 50	Magnum Bonum	2 a.
Géante sans pareille	1 a. 50	Karl des Gross	2 a.
Géante Bleue	2 a.	Reine des Polders	2 a.
Paulsen'S Gloria	2 a.	Junon	3 a.

Nature du sol. — Argileux, état moyen de culture, mais trop humide.

Plante précédente. — Avoine sans engrais.

Fumure. — Colombine, Cendres, et 900 kilog. superphosphates à l'hectare.

Façons mécaniques. — Déchaumage à l'extirpateur, hersages, labour avant l'hiver; façons à l'extirpateur, hersages et roulages au printemps; façons de nettoyage pendant la végétation.

Plantation. — 21 avril; distances: 0,70 entre les lignes et 0,65 dans les lignes.

Levée. — 6 avril pour toutes les variétés, sauf Junon, 10 avril.

La levée a été en général régulière; mais moins bonne chez Junon et César.

Végétation. — Les débuts de la végétation ont été assez heureux, mais les pluies ont été désastreuses, surtout dans ce terrain trop humide.

Les chiffres du tableau ci dessous ne peuvent dans des conditions aussi anormales, avoir quelque valeur; nous n'avons pas cru devoir calculer les rendements en fécule à l'hectare, les rendements en poids étant insignifiants. La Géante bleue a seule bien résisté à la maladie.

État des rendements à l'hectare :

VARIÉTÉS	RENDEMENT cultural.		Poids moyen de tubercules analysés	Fécule anhydre °/o	Rendement en fécule à l'hectare
	tubercules sains	tubercules avariés			
Paulsen César	12.900	1.600	0.090	21.1	—
Czarine	1.000	8.000	—	—	—
Géante sans pareille	1.000	3.200	—	—	—
Géante Bleue	25.000	—	0.110	18.8	—
Paulsen'S Gloria	1.600	5.000	0.090	16.5	—
Imperator	15.000	2.700	0.170	20.5	—
Magnum Bonum	8.550	1.750	0.300	15.0	—
Karl des Gross	19.900	—	—	—	—
Reine des Polders	100	5.000	—	—	—
Junon	16.150	1 600	0.180	22.8	—

(Résultats certifiés par MM. Carton, A., Maraut, B., Duponselles, E.).

M. BOLLENGIER, à Warhem.

M. Bollengier avait installé un champ de 8 variétés.

La levée avait été bonne et la végétation vigoureuse pendant la plus grande partie de la saison, mais les résultats ont été si désastreux par suite du nombre de tubercules gâtés que M. Bollengier n'a pas cru pouvoir nous donner de chiffres.

M. CABOTSE, à Bollezeele.

M. Cabotse avait également établi 8 variétés. Le terrain a été inondé avant l'arrachage, et la récolte complètement perdue.

M. CALOONE, à Pitgam.

Les 10 variétés que M. Caloone avait plantées ont été détruites, le champ ayant été couvert d'eau dès la fin de septembre. C'est malheureusement un phénomène qui s'est produit en 1894 dans quelques-uns de nos champs situés dans des terres trop basses de la plaine de Flandre.

M. CARDON, à Ochtezeele.

Imperator................... 5 a. | Bruce..................... 2 a.
Aspasie.................... 2 a. | Czarine................. 2 a.
Géante bleue............. 2 a. | Géante sans pareille....... 2 a.
Audenaerde belge................. 31 a.

Nature du sol. — Argilo-siliceux, en état moyen de culture.

Plante précédente. — Blé avec 20,000 kil. de fumier de ferme à l'hectare.

Fumure. — Superphosphates 575 kil. ⎫ à l'hectare.
Engrais complet Georgesville 575 kil. ⎭

Façons mécaniques. — Dechaumage au binot, 2 façons à la herse, labour; 2 façons à la houe à cheval, un binage à la main, un buttage.

Plantation. — 18 avril, à 0,70 entre les lignes et 0,60 dans les lignes. — Tous les tubercules ont été coupés en 2 ou 3 morceaux pour la plantation.

Levée. — 12 mai pour Aspasie et Czarine, 16 pour les autres variétés. La levée a été irrégulière pour l'Imperator, moyenne pour Audenaerde belge et régulière pour les autres.

Végétation. — Les circonstances météorologiques ont été très défavorables à Ochtzeele comme dans toute la région. La végétation n'avait pas été mauvaise, mais les rendements ont été très faibles, et les tubercules avariés nombreux. La géante bleue, vu son grand rendement, sa résistance à la maladie, ainsi que la variété Aspasie, ont seules donné des résultats normaux.

État des rendements à l'hectare :

VARIÉTÉS	RENDEMENT cultural		Poids moyen des tubercules analysés	Fécule anhydre %	Rendement en fécule à l'hectare
	tubercules sains	tubercules avariés			
Imperator.............................	22.120	5.700	—	—	—
Aspasie..............................	31.200	375	0.200	21.0	6.550
Géante bleue........................	31.450	1.060	0.150	17.90	5.629
Bruce...............................	26.320	1.720	0.130	16.2	4.263
Czarine.............................	20.470	7.140	—	—	—
Géante sans pareille................	20.360	8.000	—	—	—
Audenaerde belge....................	29.600	1.554	—	—	—

(Résultats certifiés par MM. Cardon, Marlin et Blondé).

M. Charlet, à Noordpeene.

Géante sans pareille	50	Institut de Beauvais	50
Eiffel	50	Géante bleue	50
Czarine	50		

Nature du sol. — Argilo-Siliceux.

Plante précédente. — Blé avec fumier et nitrate.

Fumure. — Engrais complet 900 kil. à l'hectare.

Façons mécaniques. — Labour profond avant l'hiver, hersages et roulages ; binages pendant la végétation.

Plantation. — 15 avril, à 0^{m}60 entre les lignes, sur 0^{m}35 dans les lignes. Les tubercules ont été coupés en 2 ou 3 morceaux.

Levée. — 2 mai pour la czarine ; 6 mai pour les autres variétés.

Végétation. — La végétation a été normale pendant la première période, et les pluies qui suivirent ont fait moins de mal que partout ailleurs. On remarquera d'ailleurs que le poids en tubercules avariés est normal.

État des rendements à l'hectare :

VARIÉTÉS	Rendement cultural	
	tubercules sains	tubercules avariés
Eiffel	33.780	40
Géante sans pareille	37.096	25
Czarine	37.500	90
Institut de Beauvais	42.130	——
Géante bleue	47.480	——

(Résultats certifiés par MM. Vermorch, Heele, J. Charlot, Delvar.)

M. DEFERNEZ, à Macou-Condé.

Reine des Polders.
Czarine.
Géante sans pareille.

Géante bleue.
Imperator.

Nature du sol. — Sablonneux en état moyen de culture.

Plante précédente. — Seigle avec fumier.

Façons mécaniques. — Déchaumage à l'extirpateur, et binotage; une façon à la houe et buttage pendant la végétation.

Plantation. — 28 avril, à 0^m75 entre les lignes sur 0^m50 dans les lignes. Les tubercules ont été coupés pour Czarine et Géante bleue.

Levée et végétation. — La levée s'est effectuée à la fin de mai. Elle a été moyenne pour toutes les variétés.

Malgré la nature sablonneuse de la terre, le temps humide de la saison a influé sur les rendements, qui sont très faibles pour les variétés à grand rendement. M. Defernez ne nous a donné aucun chiffre concernant les tubercules avariés.

État des rendements à l'hectare :

VARIÉTÉS.	Rendement cultural.	
	Tubercules sains.	Tubercules avariés.
Reine des Polders	11.000	—
Czarine	13.200	—
Géante sans pareille	13.900	—
Géante bleue	16.400	—
Imperator	15.100	—

M. DELANNOY-CHUFFART, à Lesquin.

Lesquin	6 a. 83	Géante bleue	1 a. 38	
Kidney	2 a. 07	Imperator	2 a. 77	
Red Kidney	1 a. 73	Reine des Polders	1 a. 93	
Czarine	0 a. 69	Magnum bonum	60 a. 43	
Géante sans pareille	1 a. 03	Lesquin		

Nature du sol. — Argileux.

Plante précédente. — Avoine avec 550 kil. tourteaux de ricin à l'hectare.

Fumure. — Fumier.

Tourteaux de ricin 1,100 kil. }
Nitrate   250 kil. } à l'hectare.

Façons mécaniques. — Déchaumage à l'extirpateur, labour, hersages et roulages au printemps; 2 sarclages à la houe à cheval et à main, 2 buttages pendant la végétation.

Plantation. — Du 16 au 21 avril.
Distances 0,70 sur 0,60 pour Kidney, Red Kidney, Czarine.
                Géante sans pareille, Géante bleue Imperator.
0,65 sur 0,50 pour Magnum bonum, reine des Polders.
0,60 sur 0,40 pour Lesquin.
Les tubercules ont été coupés en 2 ou en 4 suivant grosseur.

Levée. — 16 mai pour Lesquin, Czarine;
17 mai pour Géante sans pareille, Géante bleue;
18 mai pour les 2 Kidney et Imperator;
20 mai pour Reine des Polders et Magnum bonum.

Végétation. — Voici les notes recueillies par M. Delannoy:
Fin juin — Les plantes commencent à fleurir.
25 juillet. — La maladie fait son apparition chez la Lesquin et la Reine des Polders. Red Kidney et Géante sans pareille commencent à défleurir.

31 Juillet. — Les feuilles de la Lesquin se tachent de plus en plus fort ; Imperator, Magnum bonum et Reine des Polders commencent à se tacher. La maladie est survenue à la suite des chaleurs et orages du 26 et des pluies des 29 et 30 juillet.

8 Août. — La maladie suit son cours ; Reine des Polders a les 2/3 de ses feuilles atteintes, Lesquin, Red Kidney, Géante sans pareille la moitié ; Magnum bonum, Kidney, Czarine et Imperator 1/5 ; Geante bleue, presque rien.

Arrachage. — Du 23 au 30 septembre.

Les pluies et surtout les orages ont fait grand tort, et abaissé les rendements dans d'énormes proportions. D'après M. Delannoy, la variété locale « Lesquin » dégénère beaucoup à Lesquin, la Magnum bonum y gagne en qualité.

Nous n'avons point calculé les rendements en fécule à l'hectare, les rendements en poids n'étant pas normaux pour la plupart des variétés.

État des rendements à l'hectare.

VARIÉTÉS	Rendement cultural		Poids moyen des tubercules analysés.	Fécule anhydre %
	tubercules sains.	tubercules avariés.		
Lesquin.	5.390	moitié	0.120	14.7
Kidney	9.375	1/3	—	
Red Kidney	11.531	1/4	0.160	14.9
Czarine	9.524	1/3	0.200	15.9
Géante sans pareille.	7.779	1/3	0.175	14.0
Géante bleue	23.536	0	0.260	20.0
Imperator	9.375	moitié	1.130	19.5
Reine des Polders	4.972	moitié	0.110	18.8
Magnum bonum	10.100	peu	0.140	17.6
Lesquin.	5.227	moitié	—	—

(Résultats certifiés par MM. P. Delemer et Laden-Fornaud).

M. Henri DELBECQ, à Ecke.

Géante sans pareille.	0.66	Géante bleue	0.66
Czarine.	0.66	Imperator	0.66
Magnum bonum	0.66	Reine des Polders	0.55

Nature du sol. — Argileux.

Plante précédente. — Blé avec fumier.

Fumure. — Engrais chimique Bompain 1000 kil. à l'hectare.

Façons mécaniques. — Labour avant l'hiver, binotage avant la plantation ; binage et buttage pendant la végétation.

Plantation. — 12 avril à 0.70 entre les lignes sur 0.45 dans les lignes. Les tubercules ont été coupés en 2 ou 3 morceaux, suivant grosseur.

Levée. — 1er mai. Toutes les variétés, sauf l'Imperator, ont eu une bonne levée.

Végétation. — L'abondance des pluies a été très préjudiciable aux rendements. La Géante bleue est restée saine et a donné une bonne récolte.

État des rendements à l'hectare :

	Rendement cultural	
VARIÉTÉS	Tubercules sains	Tubercules avariés
Géante sans pareille...............	30.300	*Les tubercules gâtés n'ont pas été pesés.*
Czarine...........................	19.700	
Magnum bonum	22.700	
Géante bleue......................	43.500	
Imperator	21.000	
Reine des Polders	23.000	

(Résultats certifiés par MM. Delbecq, Bellengier, Leroy).

M. Denis DRECQ, à Salesches.

Reine des Polders	3 a.	Géante sans pareille..............	2 a.
Czarine..........................	2 a.	Lesquin	3 a.

Nature du sol. — Argilo-calcaire en état moyen de culture.

Plante précédente. — Choux d'hiver, sur parcage.

Fumure. — 45,000 kil. de fumier de ferme à l'hectare.

Façons mécaniques. — Façons à l'extirpateur et labour ; binage et buttage pendant la végétation.

Plantation. — 18 avril à 0,75 entre les lignes sur 0,60 dans les lignes. Les tubercules ont été plantés entiers.

Levée. — 10 et 20 mai. Elle a été régulière pour toutes les variétés.

Végétation. — Les débuts ont été bons, mais le temps humide de la dernière période a eu un résultat déplorable sur la récolte. La proportion des tubercules avariés est désastreuse.

Etat des rendements à l'hectare.

VARIÉTÉS.	Rendement cultu·	
	tubercules sains	tubercule avariés
Reine des Polders......................	25.000	——
Czarine..........................	7.000	14.000
Géante sans pareille....................	8.000	15.000
Lesquin................................	9.000	9.000

M. DEQUIDT, à Terdeghem.

M. Dequidt avait établi un champ de 8 variétés, mais n'ayant pas pesé sa récolte, il n'a pu nous fournir que des chiffres approximatifs qu'il est inutile de rapporter ici.

M. DERKENNE, à Feignies.

Le champ de M. Derkenne se composait de 9 variétés, dont nous avions reçu d'excellentes nouvelles en juin. Il est regrettable que M. Derkenne ne nous ait adressé aucun résultat.

M DESMARESCAUX, à Caestre.

Imperator	10 a.		Reine des Polders	10 a.
Géante bleue	10 a.		Géante sans pareille	10 a.
Lesquin	10 a.			

Nature du sol. — Argilo-calcaire en bon état.

Plante précédente. — Avoine avec 1,000 kil. de tourteaux.

Fumure. — 25,000 kil. fumier
600 kil. d'engrais potassique } à l'hectare.
1,000 kil. tourteaux

Façons mécaniques. — 1 labour avant l'hiver enfouissant le fumier ; labour superficiel après l'hiver ; un binage à la houe et un buttage pendant la végétation.

Plantations. — 15 avril ; 0,60 sur 0,45 pour Imperator et Géante sans pareille. 0,60 sur 0,50 pour Géante bleue. 0,60 sur 0,35 pour Lesquin et Reine des Polders.
Les tubercules ont été coupés pour la plantation chez Imperator, Géante bleue, Géante sans pareille. Ceux des deux autres variétés ont été plantés entiers.

Levée et végétation. — La levée s'est effectuée le 7 mai pour toutes les variétés. Elle a été régulière pour Lesquin, moyenne pour Imperator et Reine des Polders, et irrégulière pour Géante bleue et Géante sans pareille. Le temps sec des débuts de la végétation a nui à la levée de ces deux dernières variétés, mais dès l'arrivée des pluies le mal a été réparé pour la Géante bleue, variété qui aura dans le pays, suivant M. Desmarescaux, un certain avenir comme variété féculière et fourragère. Quant aux Reine des Polders et Geante sans pareille, elles n'ont donné que des résultats insignifiants qui ne nous ont pas été communiqués.

État des rendements à l'hectare :

VARIÉTÉS	Rendement cultural	
	Tubercules sains	Tubercules avariés
Imperator..................	36.500	3.200
Géante bleue..................	40.700	5.000
Lesquin	19.400	3.250

(Résultats certifiés par MM. Desmarescaux, Paquour, Fobert).

M. DILLIES, à Marquette.

M. Dillies avait planté côte à côte trois variétés qui ont été tellement atteintes que la récolte peut être considérée comme nulle. Aucun chiffre ne nous a été transmis.

M. DUFLO, à Nieppe.

Lesquin..........
Simson........ ...
Imperator.........
Chancelier.. .....
Bruce ....
Géante bleue......

Essai comparatif de plantation de tubercules entiers et de tubercules coupés.

Nature du sol. — Argilo-siliceux.

Plante précédente. — Blé avec 300 kg. de nitrate de soude à l'hectare.

Fumure. — Nitrate de soude, superphosphates, sulfate de potasse, chlorure de potassium, sulfate d'ammoniaque.

Façons mécaniques. — Déchaumage, hersage, façon à l'extirpateur, labour profond avant l'hiver. Au printemps, labour superficiel et hersage ; binage et buttage pendant la végétation.

Plantation. — 7 avril à 0,60 sur 0,60.
La moitié des tubercules de chaque variété a été coupée, et l'autre moitié placée entière, en regard des autres.

Levée et végétation. —

8 au 15	mai pour	Lesquin.
10 au 18 »	»	Bruce.
10 au 25 »	»	Géante bleue.
12 au 20 »	»	Imperator et chancelier
15 au 25 »	»	Simson.

Elle s'est faite régulièrement pour toutes les variétés. Elle n'a été moyenne que chez la Géante bleue, dans la parcelle à tubercules coupés. Ici comme ailleurs, la récolte est faible. On peut néanmoins remarquer dans le tableau qui suit, que si l'on excepte le Chancelier, toutes les variétés donnent un rendement manifestement supérieur lorsque les tubercules sont plantés entiers. C'est un fait qui a été maintes fois démontré, mais qu'il est néanmoins utile de mentionner.

Les différentes variétés ont été analysées, mais nous n'avons pas cru devoir calculer les rendements en fécule à l'hectare, ceux en poids étant trop faibles et trop anormaux.

L'arrachage a eu lieu le 22 septembre pour toutes les variétés, sauf pour Simson et Géante bleue qui n'ont été arrachées que le 25 du même mois.

État des rendements à l'hectare :

VARIÉTÉS		RENDEMENT cultural		Poids moyen de tubercules analysés	Féculé anhydre
		tubercules sains	tubercules avariés		%
Lesquin	{ tubercules coupés, ...	9.600	3.000	—	—
	{ tubercules entiers.......	10.400			
Simson	....	24.800	200	—	—
Imperator	{ tubercules coupés......	15.200	1.200	0.400	17.6
	{ tubercules entiers.......	15.800			
Chancelier...........	{ tubercules coupés.......	13.000	—	0.200	22.1
	{ tubercules entiers.......	12.600			
Bruce	{ tubercules coupés......	13.200	400	0.180	16.4
	{ tubercules entiers	13.200			
Géante Bleue........	{ tubercules coupés.......	19.000	400	0.250	17.4
	{ tubercules entiers.......	22.600			

(Résultats certifiés par MM. Duflo et Tahon).

M: DUPONT, à Thiant

Imperator........................	2 a.	Géante sans pareille.	2 a.
Magnum bonum	2 a.	Paulsen'S César............,........	2 a.
Chancelier ....,........	2 a.	Paulsen'S Gloria.....................	2 a.
Reine des Polders	2 a.	Karl der Gross.....................	2 a.

Lesquin................,... 2 a.

Nature du sol.— Argilo-Siliceux en bon état de culture.

Plante précédente. — Pommes de terre avec fumier de ferme.

Fumure. — Fumier de ferme.

Façons mécaniques. — 2 labours, 1 binage et un buttage pendant la végétation.

Plantation. — 6 mai; à 0,50 sur 0,50. Cependant César et Géante sans pareille ont été plantées à 0,65 sur 0,65. Les tubercules ont été plantés entiers.

Levée et Végétation. — 1er Juin pour Gloria.

22 mai pour les autres variétés.

Elle été irrégulière pour Gloria, par suite de la mauvaise qualité du plant, moyenne pour Géante sans pareille et César, irrégulière pour les autres variétés.

L'humidité et le peu de chaleur de la saison ont nui beaucoup à toutes les espèces.

Arrachage. — 15 octobre pour Karl der Gross, et 1er octobre pour les autres variétés.

État des rendements à l'hectare :

VARIÉTÉS	Rendement cultural	
	Tubercules sains	Tubercules avariés
Imperator	35.000	
Magnum bonum	25.000	
Chancelier	18.000	
Reine des Polders	17.000	
Géante sans pareille	33.000	Les tubercules avariés n'ont pas été séparés ni pesés
Paulsen's César	35.000	
Paulsen's Gloria	16.000	
Karl der gross	24.000	
Lesquin	21.000	

(Résultats certifiés par MM. Dupont et Descamps).

M. DUPIRE, à Rosult.

Lesquin	1 a. 44	Géante sans pareille	1 a. 44
Marjolin	1 a. 44	Magnum bonum	1 a. 44
Paulsens Gloria	1 a. 44	Imperator	1 a. 44
Reine des Polders	1 a. 44	Géante bleue	1 a. 44
Czarine	1 a. 44	Karl der gross	1 a. 44
	Paulsen's César	1 a. 44	

Nature du sol. — Argilo-siliceux en bon état.

Plante précédente. — Blé avec 150 hectolitres de purin à l'hectare.

Fumure. — Fumier de ferme et 1.100 kil. tourteaux de colza à l'hectare.

Façons mécaniques. — Déchaumage à l'extirpateur et hersage, et labour moyen avant l'hiver ; 2 binages à la houe à cheval pendant la végétation.

Plantation. — 25 avril. — à 0.70 sur 0.35 pour Lesquin, Gloria, Reine des Polders.

0.70 sur 0.30 pour Marjolins.

0.70 sur 0.70 pour Imperator et Géante bleue.

0.70 sur 0.80 pour Czarine, Géante sans pareille, Karl der gross et César.

La Czarine et la Géante sans pareille ont seules été coupées en 2 morceaux ; les autres variétés ont été plantées entières.

Levée et Végétation. — La levée a eu lieu :

Le 2 mai pour Marjolin ;

Le 3 mai pour Lesquin et Czarine ;

Le 5 mai pour Reine des Polders ;

Le 6 mai pour Gloria, Géante sans pareille, Magnum bonum ;

Le 7 mai pour Imperator et Karl der gross ;

Le 8 mai pour César et Géante bleue.

L'humidité et le manque de soleil ont nui au développement des tubercules et ont été la cause de l'intensité de la maladie chez la plupart des variétés.

Selon M. Dupire, la Géante bleue est la variété la plus recommandable comme espèce fourragère ou de féculerie. Viennent ensuite, Imperator, Karl der gross et Magnum bonum au point de vue du rendement. La Marjolin, Gloria et Reine des Polders sont de bonnes variétés de consommation.

État des rendements à l'hectare :

VARIÉTÉS	RENDEMENT cultural		Poids moyen de tubercules analysés	Fécule anhydre °/₀	Rendement en fécule à l'hectare.
	tubercules sains	tubercules avariés			
Lesquin..............................	10.416	5.200	0.110	17.4	1.809
Marjolin..............................	17.360	5 800	0.120	18.2	3.148
Paulsen'S Gloria.....................	31.250	——	0.090	23.7	7.394
Reine der Polders....................	10.416	——	0.080	16.4	1.705
Czarine.............................	17.360	9.000	0.225	14.3	2.474
Géante sans pareille.................	13.880	10.400	0.230	13.8	1.904
Magnum bonum......................	24.300	——	0.080	14.8	3.596
Imperator............................	27.760	——	0.350	20.0	5.540
Géante bleue	41.660	——	0.250	21.8	9.068
Karl der gross.......................	31.250	——	0.140	20.7	6.458
Paulsen'S César	17.360	13.000	0.210	19.8	3.425

(Résultats certifiés par MM. E. Doulez, H. Dupire).

M. GODIN, *à Recquignies.*

Meilleure de Bellevue 1 a. 80.		Géante sans pareille 1 a. 50.
Aspasie............ 5 a.		Czarine .... 1 a. 50.

Nature du sol. — Argilo-siliceux en moyen état de culture.

Plante précédente. — Avoine sans engrais.

Fumure. — Fumier, 25.000 kilog. à l'hectare.

Façons mécaniques. — Déchaumage à l'extirpateur, hersage et labour ; deux binages à la houe à cheval et un buttage pendant la végétation.

Plantation. — 25 avril à 0.70 entre les lignes sur 0.60 dans les lignes.

Les tubercules n'ont pas été coupées pour la plantation.

Levée et Végétation. — La levée des différentes variétés s'est effectuée le 5 mai. Elle a été régulière pour toutes les variétés. Pendant la première période, il n'y avait pas eu de différence appréciable entre les espèces, mais peu à peu, les pluies aidant, la maladie prit des proportions inattendues, et la Czarine ainsi que la Géante sans pareille furent sacrifiées. C'est ce qui fait que dans le tableau ci-dessous, nous ne donnons que les résultats de la Meilleure de Belle-vue et de l'Aspasie.

	RENDEMENT cultural		Poids moyen des tubercules analysés	Fécule anhydre %
Aspasie	29.000	Peu	0 k, 150	16.2
Meilleure de Bellevue	34.000	Peu	0 k. 90	17.7

M. ESTYLE, à Condé.

Reine des Polders	0 85	Magnum bonum	0.85
Czarine	0.85	César	0.85
Géante sans pareille	0.85	Gloria	0.85
Géante bleue	0.85	Imperator	0.85
Karl der gross	0.85		

Nature du sol. — Sable gravier en état moyen de culture.

Culture précédente. — Blé avec 150 hectol. de purin à l'hectare.

Fumure. — Purin, 150 hectol. à l'hectare.

Façons mécaniques. — Déchaumage au binot ; binage à la houe et buttage pendant la végétation.

Plantation. — 25 avril, à 0,60 entre les lignes et 0,50 dans les lignes.

Les tubercules ont été coupés pour la plantation chez les variétés Géante sans pareille et Géante bleue.

Levée et végétation. — 20 mai pour Géante sans pareille, Géante bleue et Karl der gross ; 15 mai pour les autres variétés. Beaucoup de maladies.

	Rendement cultural.		Poids moyen des tubercules analysés.	Fécule anhydre %
	Tubercules sains.	Tubercules avariés.		
Reines des Polders....................	5.880	beaucoup.	0.090	19.8
Czarine.............................	7.647	id.	0.080	16.2
Géante sans pareille.................	9.410	énormément.	0.220	14.6
Géante bleue........................	29.764	—	0.200	18.3
Karl der Gross......................	20.117	peu.	0.070	17.0
Magnum bonum.......................	24.705	id.	0.060	19.5
César...............................	18.705	pas.	0.110	20.4
Gloria...............................	31.058	id.	0.110	13.5
Imperator	28.235	beaucoup.	0.150	17.6

Si l'on fait exception pour les variétés, Gloria, Géante bleue, Magnum bonum et Imperator, les rendements sont faibles, nous savons que ce sont les circonstances météorologiques qui en sont cause.

M. HERBET, à Haynecourt.

M. Herbet avait installé un essai de 7 variétés. Après une végétation normale dans la 1re période, les différentes variétés avaient subi les influences de la saison, mais rien n'aurait été perdu peut-être pour nos essais si un accident n'avait empêché M. Herbet de s'occuper de nos expériences, ce qui ne peut être que très regrettable à tous les points de vue.

M. HUART, à Cerfontaine.

M. Huart avait mis en présence 9 variétés de pommes de terre. Il a pensé que les résultats défectueux qu'il pouvait nous fournir n'étaient pas assez normaux pour constituer les documents utiles ; aussi il s'est abstenu de nous envoyer des rendements ; c'est ce que nous ne pouvons que regretter.

M. LEFEBVRE, à Montay.

Les essais de M. Lefebvre, qui comportaient 3 variétés ont été inondés. Il n'a pas cru devoir nous adresser ses chiffres, qui n'auraient pu présenter dans ces conditions, aucun intérêt.

M. LEFÈVRE à Beuvrages.

Imperator	1.64	Czarine		1 64
Géante bleue	2.18	Reine des Polders		2 18
Magnum bonum	2.73	R. Kidney (Lefèvre)		9 25
Magnum bonum, tête rose	2.18	Moyennes bonnes (Lefèvre)		2 73
Géante sans pareille	1.64	Imperator (Lefèvre)		2 73

Nature du sol. — Siliceo-argileux.

Plante précédente. — Blé après betteraves.

Fumure. — Fumier de ferme et 70 kilog. de nitrate.

Façons mécaniques. — Déchaumage, hersages ; labours et hersages ; binage et buttage pendant la végétation.

Plantation. — 24 avril : distances 0.65 sur 0.45 pour Reine des Polders et R. Kidney ; 0.65 sur 0.50 pour les autres variétés.

Imperator, Géante bleue, Géante sans pareille et Czarine ont été coupées pour la plantation. Les autres variétés ont été plantées entières.

Levée et Végétation. — 21 mai pour toutes les variétés.

Elle a été régulière pour toutes les variétés, cependant chez la Czarine, Magnum bonum et Géante bleue elle n'a été que moyenne, et irrégulière chez Imperator, qui, on le sait, ne supporte que difficilement le sectionnement. L'arrachage eut lieu le 15 octobre pour toutes les variétés ; la Géante bleue n'était qu'imparfaitement mûre.

A Beuvrages, comme ailleurs, les pluies ont été très abondantes, aussi les rendements sont-ils loin de ceux auxquels on aurait pu prétendre.

	RENDEMENTS A L'HECTARE		Poids moyen des tubercules analysés.	Fécule anhydre °/₀
	Tubercules sains.	Tubercules avariés.		
	k	k	k	
Imperator..........................	27.438	2.439	0.220	22.3
Géante bleue......................	38.990	688	0.190	19.2
Magnum bonum	23.809	183	0.110	18.2
Magnum bonum tête rose...........	11.468	3.669	0.130	18.9
Géante sans pareille	18.292	9.146	0.165	13.5
Czarine........................	12.195	18.292	0.260	16.8
Reine des Polders.................	6.881	5.046	0.150	19.0
R. Kidney (Lefèvre)...............	21.405	778	0.100	14.2
Magnum bonum (Lefèvre)...........	23.443	293	0.170	15.6
Imperator (Lefèvre)...............	20.147	2.087	0.235	21.5

M. MASSART, à St-Pierrebroucq.

M. Massart avait installé un champ de 5 variétés. — La récolte après de belles apparences a été détruite en grande partie par l'inondation du champ à l'arrière saison.

M. MORIVAL, à Hasnon.

Géante bleue...................	6 ares.	Czarine........................	4 ares.
Imperator.....................	2 ares.	Géante sans pareille............	4 ares.

Nature du sol. — Argileux en très bon état.

Plante précédente. — Avoine.

Fumure. — Fumier et tourteaux.

Façons mécaniques. — Labour d'hiver et labour de printemps ; binages et buttage pendant la végétation.

Plantation. — 12 avril.—Distances 0.85 sur 0.50. Les tubercules ont été plantés entiers.

Levée et Végétation. — 10 au 14 mai. — Elle a été régulière pour les 4 variétés. — La végétation a été bonne, et la maladie, si l'on s'en rapporte aux chiffres ci-dessous, n'a pas causé de sérieux dommages.

	Rendements à l'hectare		Poids moyen des tubercules analysés	Fécule anhydre %
	tubercules sains.	tubercules avariés.		
Géante bleue	45.000	——	0.220	18.5
Imperator	40.000	——	0.220	20.6
Czarine................................	35.000	2.000	0.120	14.3
Géante sans pareille...................	42.000	1.000	0.190	13.9

M. MATRENGHEM, à Loon.

Géante bleue................	2 a. 50		Géante sans pareille............	2 a. 50
Imperator,...................	2 a. 50		Reine des Polders...............	3 a.
Czarine	2 a. 50			

Nature du sol. — Siliceux.

Plante précédente. — Blé après lin, avec superphosphates et nitrate.

Fumure. — Tourteaux . . . 1000 kilog.   } à l'hectare.
        Nitrate . . . . 350 »   }

Façons mécaniques. — Trois labours et 3 hersages avant la plantation ; 2 binages et un buttage pendant la végétation.

Plantation. — 2 mai : Distances 0,70 sur 0,50. Les plus gros tubercules ont été coupés pour la plantation.

Levée et Végétation. — 24 mai pour Czarine et Géante sans pareille ; 29 mai pour Reine des Polders et 2 juin pour les autres variétés.

Le temps trop humide et trop froid vers la fin de la végétation a été funeste à la récolte, qui, comme on peut le voir aux rendements ci-dessous, est faible.

	Rendements à l'hectare
	Tubercules sains
Géante bleue........	16.000
Imperator................................	12.000
Czarine..................................	12.800
Géante sans pareille.....................	13.000
Reine des Polders........................	5.000

La Reine des Polders, dont la récolte est très faible, par suite du grand nombre de tubercules gâtés, acquiert une certaine qualité dans les sables de Loon, comme pomme de terre de table. On la jugera plus tard.

M. MOURMANT, à Esquelbecq,

M. Mourmant avait installé un essai de 13 variétés. Il ne nous a adressé aucun chiffre sur les rendements obtenus.

M. PIQUE-RAVIART, à Lecelles.

Aspasie........................ 2 a. 50		Géante sans pareille.............. 2 a. 50
Imperator...................... 2 a. 50		Czarine.......................... 2 a. 50
Géante bleue................... 2 a. 50		Lesquin.......................... 2 a. 50
Bruce.......................... 2 a. 50		Reine des Polders................ 2 a. 50

Nature du sol. — Argilo-siliceux.

Plante précédente. — Blé avec fumier.

Fumure. — Fumier et 250 kilog. nitrate à l'hectare.

Façons mécaniques. — Déchaumage, hersage et labour ; binage à la houe à cheval et buttage pendant la végétation.

Plantation. — 16 avril ; et 20 avril pour Géante sans pareille et Czarine. — Les plus gros tubercules ont été coupés.

Levée et végétation. — La levée a été bonne pour toutes les variétés. Elle s'est effectuée aux époques suivantes :

27 avril, Lesquin ;

28 » Reine des Polders, Géante sans pareille, Géante bleue et Bruce.

30 » Aspasie, Czarine.

1er Mai, Imperator.

La végétation a été bonne, mais les pluies d'automne ont été défavorables, et ont avarié de nombreux tubercules.

Malgré ces intempéries, les rendements sont assez normaux pour l'année. Malheureusement les tubercules avariés n'ont pas été pesés. La Géante sans pareille et la Czarine sont certainement les variétés qui résistant le moins à la maladie.

	Rendements à l'hectare.	Poids moyen des tubercules analysés.	Fécule anydre %
Aspasie	31.500	0.160	20.3
Imperator	35.000	0.300	1918
Géante bleue	34.350	0.200	18.6
Bruce.............................	28.700	—	
Géante sans pareille..............	30.000	0.180	14.7
Czarine...........................	28.350	0.100	15.1
Lesquin	25.110	—	—
Reine des Polders.................	24.000	0.080	20.7

M. A. POTIÉ, à Haubourdin.

M. A. Potié avait établi un essai comparatif de 10 variétés, qui a été complètement anéanti par les pluies d'automne ; nous ne pouvons en conséquence donner de rendements.

M. STEVENOOT, à Armbouts-Cappel.

Géante bleue	4 a.	Audenaerde belge	4 a.
Reine des Polders	4 a.	Czarine	4 a.
Meilleure de Bellevue	4 a.	Géante sans pareille	4 a.
Imperator	4 a.	Marjolin	4 a.
Saucière rouge d'Amérique	4 a.		

Nature du sol. — Argilo-humifère.

Plante précédente. — Seigle et haricots avec 2,000 kg tourteaux à l'hectare.

Fumure. — 200 hectolitres de purin avant le premier labour.

400 kg superphosphates
400 kg sulfate de fer } Mélange semé dans les raies avant la plantation.
200 kg nitrate de soude

Façons mécaniques. — Déchaumage, plusieurs hersages et deux labours ; deux binages à la houe à cheval, binage à la main et buttage pendant la végétation.

Plantation. — 23 mars ; distances 0,50 sur 0,50. Les tubercules ont été plantés entiers, ceux de la Czarine et de la Géante sans pareille ont été coupés en trois morceaux.

Levée et végétation. — La levée s'est effectuée le 23 mars pour toutes les variétés.

Elle a été régulière chez Imperator, Saucisse, Audenaerde, Marjolin.

Moyenne chez Géante bleue, Meilleure de Bellevue.

Irrégulière chez Reine des Polders, Czarine, Géante sans pareille.

La cause de l'irrégularité dans la levée a été le sectionnement des tubercules chez ces deux dernières variétés.

Le temps humide n'a pas eu énormément d'action sur la récolte, la maladie n'a pu se développer, car M. Stevenoot avait eu soin de traiter le champ par la bouillie cuivrique.

Les résultats sont d'ailleurs normaux.

	Rendements à l'hectare
Géante bleue	41.000
Reine des Polders	16.000
Meilleure de Bellevue	22.800
Impérator	39.900
Saucisse rouge	24.000
Audenaerde belge	27.300
Czarine	34.100
Géante sans pareille	31.900
Marjolin	23.000

(Résultats certifiés par MM. Lemaire, Hauson, Stevenoot).

M. THOMAS, à Cerfontaine.

Imperator	11 a. 68
Géante bleue	25 a. 62

Nature du sol. — Argileux en bon état.

Plante précédente. — Blé avec fumier.

Fumure. — Fumier, 40,000 k.
Engrais complet (?) 800 k. } à l'hectare.

Façons mécaniques. — 2 façons à l'extirpateur et 2 labours ; 4 façons à la houe à cheval, 2 buttages pendant la végétation.

Plantation. —1er mai, à 0,60 sur 0,60. La Géante bleue seule a été coupée pour la plantation.

Levée et végétation. — 20 mai pour Imperator, et 25 mai pour Géante bleue. — Elle a été irrégulière pour les deux variétés par suite de la sécheresse du commencement de la saison.

Rendements à l'hectare :

Imperator.................................. 32.612 k.
Géante Bleue.............................. 23.50
(Résultats certifiés par MM. Huart et Dartevelle).

M. Henri VERMERSCH, à Hondschoote

Imperator.................................. 10 a.
Géante Bleue .... 10 a.

Nature du sol. — Argilo-siliceux en état moyen de culture.

Plante précédente. — Avoine avec nitrate.

Façons mécaniques. — Déchaumage et hersages, labour, binage et buttage pendant la végétation.

Plantation. — 1er avril — A 0m70 sur 0m40. Les deux variétés ont été coupées pour la plantation.

Levée et Végétation. — 15 mai — La levée a été moyenne, quelques vides se sont produits à la suite d'une gelée au mois de mai.

Arrachage. — 1er novembre.

Rendements à l'hectare :

	Tubercules sains	Tubercules avariés
Imperator	25.000	1.000
Géante Bleue	30.000	———

La Géante bleue a parfaitement résisté à la maladie.

6

M. Jules VERMERSCH, aux Moëres.

Géante sans pareille	1 a. 50	Imperator	1 a. 20
Reine des Polders	3 a. »	Paulsen'S César	3 a. »
Czarine	1 a. 20	Géante bleue	2 a. »
		Paulsen'S Gloria	1 a. 80
Magnum bonum	3 a. 50	Kail der Gross	2 a. »

Nature du sol. — Siliceo-argileux.

Plante précédente. — Seigle avec fumier.

Fumure. — 1000 kg de superphosphates $\Big\}$ à l'hectare.
500 kg de nitrate de soude

Façons mécaniques. — Déchaumage et hersage en septembre ; labour profond en novembre et avril ; deux binages et un buttage pendant la végétation.

Plantation. — 5 mai à 0,60 sur 0,40.
Reine des Polders, Magnum bonum, Gloria et Karl der Gross ont été plantées entières ; les autres variétés ont été coupées.

Levée et végétation. — Elle a eu lieu le 1er Juin.
Elle a été régulière chez Reine des Polders, Magnum bonum, César, et Géante bleue.

Moyenne. — Géante sans pareille, Czarine, Gloria et Karl der Gross.

Irrégulière. — Imperator.

Arrachage. — 3 octobre.
La fréquence des pluies a été très nuisible à la récolte, et l'on peut se rendre compte de l'influence de l'humidité par les grandes quantités de tubercules avariés qui sont mentionnées au tableau suivant :

	Rendements à l'hectare	
	Tubercules sains	Tubercules avariés
Géante sans pareille.............................	20.000	18.000
Reine des Polders.............................	21.000	11.000
Czarine.............................	23.000	10.000
Magnum bonum.............................	25.000	10.000
Imperator	18.000	12.000
César.............................	21.000	9.000
Géante bleue.............................	35.000	5.000
Gloria	20.000	8.000
Karl der Gross	23.000	8.000

RÉSULTATS GÉNÉRAUX

La récolte des pommes de terre de 1894 peut compter parmi les plus mauvaises, surtout dans la plus grande partie de la plaine de Flandre. La sécheresse avait été grande au début de la végétation, nos essais en ont souffert en général, car le développement des plantes n'a pu se faire normalement. La seconde période de la végétation a été contrariée par des influences contraires. Les pluies ont été très fréquentes, et la température s'est abaissée en dessous de la moyenne dès le mois de septembre.

Les orages des mois de juin et juillet avaient favorisé les débuts de la maladie chez les pommes de terre, les temps pluvieux de l'automne ont été des plus favorables à son développement. L'ensemble de ces circonstances déplorables eut pour résultat l'anéantissement de la récolte, chez la généralité de nos collaborateurs, et si quelques champs ont pu échapper au désastre et donner des produits normaux ils le doivent soit à une situation exceptionnellement favorable, soit au traitement des plantes par la bouillie cuivrique.

On comprend que dans ces conditions, nous ne pouvons raisonnablement chercher à tirer des conclusions générales de nos essais de pommes de terre, car les moyennes que nous pourrions obtenir ne se rapprocheraient point des résultats que peuvent normalement donner les variétés expérimentées.

Nous pouvons néanmoins remarquer que dans presque tous les cas, la Géante bleue a parfaitement résisté au phytophtora infestans, que l'Imperator lui a été bien inférieure sous ce rapport, et qu'enfin il nous faudra abandonner la Czarine et la Géante sans pareille, car ces deux variétés n'ont présenté aucune résistance à cette maladie.

Richesse en fécule

Si nous ne pouvons considérer nos rendements en poids comme normaux, rien ne nous empêche d'examiner les résultats des analyses que M. Dubernard, directeur de la station agronomique a bien voulu nous faire, des différentes variétés d'expériences. Ces résultats, comme on a pu le voir, sont peu nombreux, car la plupart de nos collaborateurs, découragés par le peu de réussite de leurs essais, n'ont pas tous adressé, comme nous le leur avions demandé, d'échantillons à la station. Mais si les produits culturaux ne peuvent nous donner les enseignements sur lesquels nous comptions, la richesse des tubercules peut nous renseigner malgré tout ; ce renseignement ne peut être que très précieux pour les variétés plus spécialement industrielles.

Classement	VARIÉTÉS	Poids moyen des tubercules analysés	Richesse en fécule anhydre %	Nombre d'analyses d'où proviennent les moyennes
1	Junon	0.180	22.8	1
2	Chancelier	0.200	22.1	1
3	Paulsen'S César	0.137	20.4	3
4	Aspasie	0.203	19.2	3
5	Imperator	0.250	19.0	11
6	Reine des Polders	0.102	18.9	5
7	Karl der Gross	0.105	18.8	2
8	Géante bleue	0.231	18.7	12
9	Marjolin	0.120	18.2	1
10	Paulsen'S Gloria	0.073	17.9	3
11	Meilleure de Bellevue	0.090	17.7	1
12	Merville	0.110	17.4	1
13	Institut	0.230	17.2	1
14	Magnum bonum	0.144	16.9	8
15	Improved	0.200	16.5	1
16	Bruce	0.155	16.2	2
17	Czarine	0.176	15.5	7
18	Belle augustine	0.075	15.6	1
19	Géante sans pareille	0.200	14.9	8
20	Lesquin	0.120	14.7	1
21	R. Kidney	0.130	14.5	2
22	Boudin rouge	0.085	13.9	1

S'il est raisonnable de mettre à part et de ne pas parler, pour y revenir plus tard, des variétés que le nombre restreint d'analyses ne nous permet pas de juger, il est bien équitable de relever l'unique analyse de la variété *Chancelier*, qui tient le second rang comme richesse en fécule, avec une analyse seulement et fournit 22.1 de fécule.

En 1892, cette variété tenait le 1er rang et nous donnait 23.30 ; en 1894, elle conservait son classement, avec 24.5 de fécule.

Nous pouvons donc continuer à considérer cette variété industrielle comme occupant encore le 1er rang, et fixer notre attention sur elle quoi qu'elle ait l'inconvénient de ne donner d'habitude que peu de rendement en poids. Constatons en outre (c'est tout ce que nous pouvons faire) que si cette variété ne nous donne que 22.1 de fécule, quoiqu'en restant en tête de la liste, les autres espèces baissent également d'un pour cent au moins, ce qui semble démontrer que, dans les années humides, la richesse en fécule baisse. C'est une circonstance que nous n'avons pas été le premier à reconnaître, mais que nous devons constater en passant.

SEIGLE

M. E. DAVAINE, à St-Amand.

Seigle du pays...............	50 a.
Seigle de Schlanstedt........	50 a.

Nature du sol. — Argilo-siliceux.

Semailles. — 3 octobre.

Levée. — 20 octobre.

Végétation. — Les deux variétés ont bien résisté à l'hiver, mais le seigle du pays semble plus fourni à la sortie de la mauvaise saison. Au printemps, la végétation a été normale et le 20 juillet, M. Ducloux, professeur spécial de Valenciennes, nous adressait la note suivante :

« Le seigle de Schlanstedt semé en comparaison avec le seigle du pays, a donné une paille plus longue que ce dernier, d'environ 15 à 20 centimètres, mais aussi plus grossière. D'ailleurs, le Schlanstedt talle moins que le seigle du pays. Pour obtenir plus d'épis et en même temps pour avoir une paille plus fine, il faudrait probablement augmenter la quantité de semence d'un tiers.

L'épi du seigle de Schlanstedt est plus long, mieux fourni, et a le grain plus gros. Il est certainement préférable pour la production du grain, mais j'ai trouvé un certain nombre d'épis ergotés tandis, que je n'en ai rencontré aucun dans le seigle du pays.

Les deux seigles ont peu souffert de la verse ; pourtant, le seigle du pays est plus appuyé que celui de Schlanstedt.

Enfin, celui-ci est plus tardif que le seigle du pays, que l'on peut faucher actuellement. On sait d'ailleurs que la variété de Schlanstedt murit en même temps que le blé dans les régions où l'on fait encore du méteil. »

Cette description que nous faisait M. Ducloux, du seigle de Schlanstedt, aurait été complète, s'il avait un peu plus insisté sur la rigidité de la tige, qui lui permet d'être très utilement employé dans les hivernages, car étant plus haut, et aussi plus fort, il soutient mieux la tige de la vesce que le seigle du pays.

Il est regrettable que M. Davaine ne nous ait point adressé de chiffres sur cet essai.

M. GODIN, à Recquignies.

Seigle du pays...............	20 a.
Seigle de Schlanstedt	20 a.

Nature du sol. — Argilo-siliceux en bon état.

Plante précédente: — Blé.

Semailles. — 20 octobre, à la volée.

Levée. — 10 novembre. La levée a été bonne pour les deux variétés.

Résistance à l'hiver. — Les deux seigles ont également bien résisté, mais ayant été semés trop tardivement, ils ont été récoltés fort tard. Leur récolte n'en a cependant pas souffert.

		Schlanstedt.	Seigle du pays.
Contenance des parcelles.		20 a.	20 a.
Rendement en grains....... {	par parcelle.	700 k.	500 k.
	par hectare..	3.500 k.	2.500 k.
Rendement en paille....... {	par parcelle.	800 k.	600 k.
	par hectare..	4.000 k.	3.000 k.
Valeur marchande des 100 k. de grains......		12 fr.	12 fr.
id. 1.000 k. de paille.......		50 fr.	50 fr.
Date de la récolte.........................		25 août.	25 août.
Hauteur moyenne des tiges		1m80	1m50
Résistance à la verse.............		B.	Moyenne.

M. THOMAS, à Cerfontaine.

Seigle du pays..........................	30 ares.
Seigle de Schlanstedt....................	30 ares.

Nature du sol. — Argilo-siliceux.

Plante précédente. — Blé.

Façons mécaniques. — Façon à l'extirpateur et labour.

Semailles. — Le seigle de pays a été semé le 13 septembre ; le seigle de Schlanstedt un mois après. Dans ces conditions, il ne pouvait y avoir de comparaison exacte. Il est cependant à regretter que M. Thomas ne nous ait transmis que le résultats des seigles de Schlanstedt, qui a néanmoins fourni une récolte normale comme on peut en juger par les chiffres ci-dessous.

	Seigle de schlanstedt.
Contenance en parcelles................	30 ares
Rendements en grain..................	3.000 k.
— en paille.., ...	4.800 k.
Poids de l'hectolitre de grains..........	74 k.
Date de la récolte	21 Juillet
Hauteur moyenne des tiges	1^{m}80
Résistance à la verse	Bonne

(Résultats certifiés par MM. Huart et Dartevelle).

BLÉ

M. ANDRÉ, à Hautmont.

Blé d'Australie	50 a.	Sheriff français (André)	50 a.
Jaune, épi carré	50 a.	Stand'up	50 a.
Lamed (André)	50 a.	Blanc, épi rouge Dattel (Desprez)	50 a.

Nature du sol. — Argilo-siliceux.

Plante précédente. — Escourgeon avec 300 k. d'engrais chimique à l'hectare.

Façons mécaniques. — Plusieurs coups d'extirpateurs et 2 hersages.

Semailles. — A la volée, à raison de 200 k. à l'hectare. — Quatre variétés ont été semées le 9 octobre, les deux autres le 24 octobre.

Levée. — 6 novembre pour les premières.

Le champ de M. André n'était pas seulement destiné à un essai de variétés. Nous devions expérimenter sur les différents blés mentionnés plus haut, trois modes de semis, les semis en lignes au semoir anglais, les semis en lignes et en bandes (système Derôme), et enfin les semis à la volée.

Une période de pluies étant survenue, M. André ne voulut point attendre 2 variétés qui sont cependant arrivées le 18 octobre, et ensemença le champ en lignes à 0m20 Notre expérience se borne donc à un essai de variétés.

Les blés ont en général bien supporté l'hiver, et avant la récolte, ils présentaient un aspect satisfaisant. Malheureusement, les pluies ont rendu la récolte difficile, et l'on a eu une forte proportion de grains germés.

VARIÉTÉS	d'Austra- lie	Jaune épi carré	Lamed (André)	Sheriff français (André)	Stand'up	Blanc épi roux (Dattel)
Contenance des parcelles............	50 a.	50 a.	50 a.	50 a.	50 a.	50 a.
Rendement en grains à l'hectare......	2000 k.	2.200	2.200	2.400	2.000	2.200
Rendement en paille à l'hectare......	4.800	5.000	5.000	4.800	5.000	4.800
Dates de la récolte........	15 sept.	15 sept.	17 sept.	17 sept.	17 sept.	17 sept.
Hauteur moyenne des tiges	1.60	1.40	1.40	1.40	1.40	1.60
Résistance à la verse	Moy.	B.	Moy.	B.	B.	Moy.

M. E. GRONNIER, à Saint-Amand.

Blé Dattel.....................	25 a.	Stand'up	25 a.
Blanc de Flandre................	25 a.	Jaune épi carré	25 a.

M. Gronnier, principal du collège de St-Amand, avait établi avec le concours de M. E. Davaine, un essai comparatif de 4 variétés de blé sur 1 hectare.

Toutes les parcelles ont eu une bonne levée ; tous les blés ont bien résisté à l'hiver, et au 20 Juillet, M. Ducloux, professeur spécial d'agriculture de Valenciennes, nous adressait les renseignements suivants sur l'état de ce champ :

Le blé *Dattel* donnera une bonne récolte ; il est bien régulier, l'épiage est bon ; il a assez bien résisté à la verse, sauf une petite tache. — C'est le blé le plus avancé comme maturation.

A côté, le blé *blanc de Flandre* aurai donné une récolte satifaisante, avec une paille plus longue mais il a versé en grande partie. Dans la partie non versée, on constate que la récolte est moins régulière que chez le Dattel, et aussi que le tallage est moins fort.

Le Stand'up a bien résisté à la verse ; il ne présente qu'une tâche, plus petite que dans le Dattel ; néanmoins la récolte sera inférieure à celle du Dattel.

Le jaune à épi carré est le plus régulier, assez bien fourni en épis, et la récolte en grain et en paille, sera au moins égale à celle du Dattel ; il a parfaitement résisté à la verse.

Là se bornent les renseignements que nous pouvons donner sur ce champ, les chiffres des rendements ne nous étant pas parvenus.

M. DEHARWENG, à Douzies (Feignies),.

Un champ de variétés avait été installé chez M. Deharweng, à Douzies. Il comprenait 7 variétés de 26 à 18 chacune, soit un total de 1 h. 83,26.

La levée avait été bonne, l'hiver n'avait causé aucun dommage, mais M. Deharweng ne peut nous donner aucun renseignement sur les rendements, le champ ayant été occupé dès le printemps par le Génie militaire pour y construire un fort.

M. GODIN, à Recquignies.

Blé Challenge.........	20 a.
Blé Nursery..........	20 a.
Blé de pays...........	20 a.

Nature du sol. — Argilo-siliceux.

Plante précédente. — Seigle sans engrais.

Façons mécaniques. — Un labour.

Fumure. — Trèfle avec 15,000 kilog. de fumier à l'hectare.

Semailles. — 20 octobre.

Levée. — 12 novembre. La levée a été régulière pour toutes les variétés.

Résistance aux gelées. — Les 3 variétés ont également bien résisté à l'hiver. Au printemps on ne pouvait apercevoir de différence entre elles.

	Challenge.	Nursery.	Pays.
Contenance des parcelles................	20 a.	20 a.	20 a.
Rendement en grain......................	700	900	700
Rendement en paille......................	1.500	1.700	1.500
Valeur marchande des 100 kilog...........	21 fr.	21 fr.	21 fr.
Valeur marchande des 1,000 kil. de paille...	55 fr.	55 fr.	55 fr.
Date de la récolte.......	20 août	20 août	20 août
Hauteur moyenne des tiges...............	1ᵐ 56	1ᵐ 60	1ᵐ 56
Résistance à la verse	Moy	B.	Moy

Il y a évidemment erreur dans les chiffres concernant les rendements, car ceux qui sont indiqués ci-dessus ne représentent pas la moitié de ce qu'ils ont dû certainement être.

Si nous les consignons néanmoins ici, c'est que leur importance réside dans leur caractère comparatif. M. Godin, ainsi que les cultivateurs du pays, préfèrent le Nursery.

M. LEMAIRE-BLARY, à Fretin.

Blé blanc de Flandre.........................	18 a. 95
Epi carré jaune (Desprez)......	18 a. 95
Cambridge'................................	18 a. 95
Blanc épi rouge (Desprez)...................	18 a. 95
Dattel (Desprez)...........................	18 a. 95

Nature du sol. — Argilo-siliceux.

Plante précédente. — Betteraves porte-graines avec tourteaux et nitrate de soude.

Façons mécaniques. — Une façon à l'extirpateur après un seul labour, un hersage avant l'ensemencement, et un hersage après l'ensemencement. Un roulage et un hersage en mars, deux façons à la houe à cheval.

Semailles. — 28 octobre, au semoir, à 0ᵐ.21 entre les lignes et aux doses de 150 kilogs à l'hectare pour l'épi carré, et 130 kilogs pour les autres variétés.

Levée et Végétation. — Le Dattel a eu la meilleure levée. — Toutes les variétés ont bien résisté à l'hiver, le Dattel principalement.

	Blé blanc	Epi carré (Desprez)	Cambridge	Blanc épi rouge (Dattel) Desprez	Dattel ordinaire
Contenance des parcelles............	18 a. 95	18 a. 95	18 a. 95	18 a. 95	18 a. 95
Rendements en grain	2.630	3.820	2.965	3.240	3.515
Rendements en paille...............	4.980	6.255	4.675	5.080	5.895
Date de la récolte..................	11 août	16 août	11 août	13 août	13 août
Hauteur moyenne des tiges..........	1m35	1m34	1m34	1m45	1m49
Résistance à la verse...............	Mauvaise	Bonne	Moyenne	Moyenne	Moyenne

AVOINE

M. ANDRÉ, à Hautmont.

Avoine jaune géante à grappes............ 70 ares.
Avoine noire de Hongrie................. 70 ares.

Nature du sol. — Argilo-siliceux.

Plante précédente. — Seigle.

Façons mécaniques. —Déchaumage à l'extirpateur, labour en mars ; sarclage à main pendant la végétation.

Semailles. — A la volée à raison de 150 kil. l'hectare. — 17 avril.

Levée. — 26 mai. — La jaune géante a fort bien levé.
La végétation a été normale pour les deux variétés, mais la récolte a été entravée par les pluies.

	Noire de Hongrie.	Jaune géante à grappes.
Contenance des parcelles.....................	70 ares	70 ares
Rendement en grain.......................	3.000 »	3.500 »
Rendement en paille.....................	3.700 »	5.280 »
Valeur marchande des 100 k. de grain......	16 fr.	15 fr. 50
Valeur marchande des 1.000 k. de paille	35 fr.	40 fr.
Hauteur moyenne des tiges................	1ᵐ30	1ᵐ50
Résistance à la verse.....................	Moyenne	Bonne

M. LEFEBVRE, à Beuvrages.

Avoine noire de Hongrie........... 9 a. 33.
— jaune Géante à grappes..... 9 a. 33.
— de Suède (Lefebvre)......... 9 a. 33.

Les trois variétés avaient été ensemencées dans de bonnes conditions, la levée avait été bonne, et la végétation normale se présentait bien, lorsque dans la nuit du 10 au 11 juillet un orage a complètement détruit la récolte qui n'était pas encore arrivée à maturité. Une inondation survenue fin août a couvert le champ entièrement; la paille même a été perdue.

M. PIQUE-RAVIART, à Lecelles.

Avoine du pays....................	47 ares.
— jaune géante à grappes.....	47 ares.
— Canadienne blanche.........	47 ares.

Nature du sol. — Argilo-siliceux.

Plante précédente. — Blé avec fumier.

Façons mécaniques. — Déchaumage et labour avant l'hiver, façon à l'extirpateur au printemps.

Semailles. — 24 mars à la volée à raison de 116 kg à l'hectare.

Levée et végétation. — 4 et 5 avril. La levée a été bonne pour les trois variétés. La sécheresse a fait quelque tort au début de la végétation. La Canadienne a toujours été plus forte, mais la récolte a néanmoins été assez normale. M. Pique pense que l'avoine Canadienne, dans de bons terrains en bon état d'engrais, est préférable à la Géante à grappes, car elle donne beaucoup de paille et de grain. Le grain est plus nourrissant et plus lourd que celui de la Géante à grappes.

Les conclusions de M. Pique nous semblent peut-être prématurées, car il est difficile de juger une variété sur une seule récolte. Si la Canadienne est presque toujours plus lourde et peut-être plus nourrissante, la Géante à grappes convient selon nous, plus particulièrement aux terrains riches du Nord, où elle acquiert beaucoup de taille et résiste assez bien à la verse

Il est regrettable que M. Pique ne nous ait pas fourni les chiffres relatifs à l'avoine de pays, la comparaison aurait été plus complète.

	Avoine du pays.	Avoine jaune géante à grappes.	Avoine canadienne blanche.
Contenance des parcelles	47 ares	47 ares	47 ares
Rendement en grain à l'hectare	——	3.900	4.455
Rendement en paille à l'hectare	——	7.080	6.600
Poids de l'hectolitre de grain	——	46 k.	47 k.
Valeur marchande des 100 kil. de grain	——	17 fr.	17 50
Valeur marchande des 1.000 kil. de paille...	——	40 fr.	40 fr.
Date de la récolte	——	25 août	18 août
Hauteur moyenne des tiges.................	——	1ᵐ 15	1ᵐ
Résistance à la verse	——	Moyenne	Bonne

VESCE VELUE

Des essais de vesce velue ont été établis chez les 15 cultivateurs suivants, choisis dans toutes les parties du département, afin de procéder à un commencement d'enquête sur cette plante, et savoir si elle peut rendre des services dans les conditions de culture du Nord.

MM. Bollengier, à Warhem.
Caloone, à Pitgam.
Charlet, à Noordpeene.
Mourmant, à Esquelbecq.
Desmarescaux, à Caëstre.
Demay, à Carnin.
Lesaffre, à Ste-Marguerite.
Herbet, à Haynecourt.
Gamez, à Morenchies.
Dubus, à Tourmignies.
Dupont, à Thiant.
Piqué-Raviart, à Lécelles.
André, à Hautmont.
Estyle, à Condé.
Denis Drecq, à Salesches.

Chaque essai, vu le prix très élevé de la graine, n'a été établi que sur 10 ares. Nous avons fait adresser le 22 août 1893 à chaque cultivateur 10 kilogs de graine que l'on devait ensemencer avec 4 kilogs de seigle environ. D'après nos instructions, chacun de nos collaborateurs devait faire deux coupes. La première coupe devait se faire au moment de la floraison du seigle et même avant, et il leur était recommandé de couper haut, et de peser la récolte en vert. La seconde coupe devait fournir la graine.

Les renseignements qui nous sont parvenus sur ces essais sont très incomplets pour la plupart. Nous allons néanmoins les rapporter, car ils prouvent déjà que cette plante peut rendre de grands services, surtout comme fourrage très précoce.

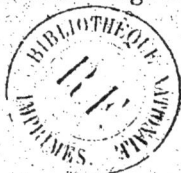

Nous ne parlerons pas des essais de MM. Desmarescaux, Dubus, Mourmant et Dupont, sur lesquels nous n'avons reçu aucun renseignement.

M. André, d'Hautmont, a semé le 19 septembre sur 10 ares, les 10 kilogs ds vesce avec 4 kilogs de seigle de pays. La levée de la vesce n'a pas été très bonne, mais, sans être très vigoureuse, elle a bien résisté à l'hiver.

La première coupe a été faite fin mai ; elle a fourni 25,000 kilogs de fourrage vert ; elle avait 1 mètre de hauteur.

Nous n'avons reçu aucun renseignement sur la seconde coupe.

M. Bollengier, de Warhem, a semé le 15 septembre sur 12 ares les 10 kilogs de vesce velue avec 4 kilogs de seigle ordinaire.

La levée a été très bonne, et la plante a parfaitement résisté à l'hiver. M. Bollengier nous écrit que n'ayant pas besoin de fourrage vert à cette époque, il n'a pas fait de première coupe, et qu'il laissera mûrir le seigle. — Nous n'avons pas reçu les résultats de la seconde coupe.

M. Caloone de Pitgam a semé le 14 septembre les 10 kil. de vesce sur 9 ares 51, avec 4 litres de seigle du pays. La levée a été bonne, et la vesce a bien résisté à l'hiver. Au premier mai il a fait la première coupe qui lui a donné 24.800 kil. de fourrage vert à l'hectare. La plante avait à cette époque 0^{m}80 de hauteur. M. Caloone prétend qu'il a ajouté trop de seigle. Il n'y a pas eu de seconde coupe, la première ayant été faite trop bas.

M. Charlet de Noordpeene a ensemencé le 20 octobre, ce qui est beaucoup trop tard, les 10 kil. de vesce sur 9 ares avec 5 kil. de seigle du pays. La levée a été assez régulière et la vesce a très bien résisté à l'hiver.

Au 10 mai on a coupé 260 javelles de 3 kil. chacune, soit 780 kil. de fourrage vert c'est-à-dire 8.666 kil. à l'hectare.

M. Charlet nous dit dans son rapport que la vesce laissait à désirer sous le rapport de la taille, elle n'avait en effet que 0^{m}50 de hauteur à l'époque de la première coupe. Ces très faibles rendements sont dus à la semaille beaucoup trop tardive.

M. Charlet pensait avoir un meilleur résultat à la seconde coupe, mais il ne nous a adressé aucun résultat.

M. Demay, de Carnin a ensemencé le 4 septembre les 10 kil. de graine de vesce avec 4 kil. de seigle sur 10 ares. La levée a été bonne et la vesce a parfaitement résisté à l'hiver. Le 10 avril elle donnait 18.000 kil. de fourrage vert. Il n'y a pas eu de seconde coupe, la sécheresse ayant contrarié la reprise de la végétation.

M. Denis Drecq, de Salesches a semé le 12 septembre les 10 kil. de vesce velue avec 25 kil. de seigle du pays sur 10 ares. La vesce a bien levé et assez bien résisté à l'hiver. Le 10 mai, la première coupe donnait 28.000 kil. de fourrage vert. La vesce avait à cette époque 0^m80 de hauteur. Ce sont les seuls renseignements qui nous ont été transmis.

M. Estyle, de Condé a ensemencé fin septembre, les 10 kil. de vesce avec 15 kil. de seigle du pays sur 10 ares. La vesce a eu une levée moyenne mais a bien résisté à l'hiver.

Le 20 avril elle donnait 18.200 kil. de fourrage vert à l'hectare. La deuxième coupe a été très faible, mais M. Estyle ne nous en a pas donné les chiffres, la parcelle ayant été en partie détruite par des chevaux échappés.

M. Gamez, de Morenchies a ensemencé le 20 septembre les 10 kil. de vesce velue avec 30 litres de seigle du pays sur 10 ares. La levée a été très bonne et la plante a bien résisté à l'hiver. Le 15 avril on a coupé 23.000 kil. de fourrage vert à l'hectare. Il n'y a pas eu de seconde coupe, la vesce n'ayant, paraît-il, pas repoussé.

M. Herbet, d'Haynecourt a ensemencé 86 ares 72 cent., en vesce velue, le 17 septembre, au moyen de $\frac{1}{3}$ de seigle de pays et $\frac{2}{3}$ de vesce. La plante a eu une bonne levée et a bien résisté à l'hiver.

A la fin de mai, la vesce mesurait 1^m25 de hauteur et donnait une première coupe de 30.000 kil. à l'hectare. Il n'y a pas eu de seconde coupe, le produit ne valant pas le fauchage. M. Herbet croit que c'est à l'humidité qu'est dû ce résultat. Ne pourrait-on supposer aussi que l'époque tardive de la première coupe n'y est pas pour quelque chose?

M. Pique-Raviart, de Lecelles, a semé le 1er octobre les 10 kil. de vesce sur 20 ares, avec 30 litres de seigle.

La levée a été bonne, et la plante a bien résisté à l'hiver.

A la fin d'avril, M. Pique nous dit avoir récolté 25,000 kil. de fourrage à l'hectare. La vesce avait à cette époque 1^m60.

La seconde coupe s'est faite en août 1894 ; les rendements à l'hectare ont été de 1,025 kil. de graine et 7,800 kil. de paille.

Une petite partie de la parcelle avait été réservée à la 1re coupe. Elle n'en a donné, nous dit M. Pique, que de meilleurs résultats en paille et en graine. La graine était plus belle et plus grosse. Il a réensemencé en 1894 cette graine avec du seigle pour hivernage.

M. Alfred Lesaffre, de Ste-Marguerite, a semé, le 20 septembre 8 ares, 86 centiares avec nos 10 kil. du graine de vesce, ainsi que 8 litres de seigle. La levée a été bonne, et la vesce a bien résisté. — Le 15 avril on a coupé 25,000 k. de fourage vert à l'hectare. Elle avait 0m80.

La seconde coupe n'a donné que 2.200 k. de paille à l'hectare, et 130 k. de graine.

Si les résultats que nous venons de donner nous renseignent peu sur la seconde coupe, et sur la récolte en graine, nous pouvons néanmoins considérer comme acquis les points suivants :

1° La levée a été bonne dans tous les cas ; cette particularité prouve simplement que la graine était de bonne qualité ;

2° Dans tous les cas également la vesce velue a bien supporté l'hiver ;

3° La première coupe s'est faite entre le 10 avril et la fin mai ; les différentes dates mentionnées nous donnent comme moyenne le 1er mai. Nous pouvons donc considérer la vesce velue comme une plante extrêmement précoce, ce qui, pensons-nous, est sa principale qualité. Cette coupe a pu être effectuée toujours avant celle du trèfle incarnat, et la vesce velue a encore ce grand avantage sur cette dernière plante, qu'elle est d'une rusticité que l'autre est loin de posséder ;

4° La hauteur moyenne des tiges à la 1re coupe est de 0,82 ;

5° Les rendements moyens des 10 champs en fourrage vert, à l'hectare, sont de 22,566 kil.

ESSAIS D'ENGRAIS SUR PATURES

M. CARON, à Avesnes (propriétaire).
M. MAISIÈRES, à Cartignies (fermier).

La pâture d'expérience, d'une contenance de 1 hectare 81, est située à Cartignies (arrondissement d'Avesnes). L'analyse de la terre, faite à la station agronomique, a donné la composition suivante :

Chaux	2.80
Azote	1.36
Acide phosphorique	1.20
Potasse	2.10

D'après cette analyse, cette terre ne manque guère que de chaux ; elle ne contient que les doses minima d'acide phosphorique et de potasse nécessaires, mais nous avons voulu essayer l'effet produit par les engrais phosphatés, superphosphates et phosphates, qui peuvent agir non seulement par l'acide phosphorique qu'ils contiennent, mais encore par leur chaux.

La pâture a donc été divisée en trois parcelles égales de 60 ares chacune.

La première parcelle, témoin, n'a reçu aucun engrais.

La seconde, 572 kilog. superphosphates. Dépense à l'hectare 52 f.50.

La troisième, 900 kilog. phosphates du Cambrésis. Dépense à l'hectare, 52 fr. 50.

Les engrais ont été épandus le 15 Décembre 1893.

Jusqu'au 15 et même jusqu'au 20 mai, la différence entre les parcelles n'était pas bien sensible. L'herbe était cependant un peu plus verte, et surtout plus touffue, mais c'était tout. A partir des pluies du commencement de juin, les différences se sont accentuées, et la première coupe donnait les résultats suivants :

	Rendements en foin sec	
	par parcelle.	par hectare.
Nº 1. — Sans engrais.................	1.800 k.	3.000 k,
Nº 2. — Superphosphates...............	3.200	5.300
Nº 3. — Phosphates....................	2.800	4.600

Les superphosphates, plus actifs, ont donc fait plus d'effet à la première coupe ; nous allons voir que les regains donnent la supé riorité aux phosphates.

	Rendements en regain sec	
	par parcelle.	par hectare.
Nº 1. — Sans engrais.................	8.25 k.	1.375 k.
Nº 2. — Superphosphates...............	1.615	2.525
Nº 3. — Phosphates....................	1.780	2.966

Si nous supposons pour le foin un prix normal de 50 fr. les 1000 kilog., nous avons pour les deux coupes, les produits suivants à l'hectare :

	Produits en argent		
	1ʳᵉ coupe.	2ᵉ coupe.	Total.
Nº 1. — Sans engrais.................	150 fr.	68 fr. 75	218 fr. 75
Nº 2. — Superphosphates.,............	265	126 25	301 25
Nº 3 — Phosphates....................	230	148 30	378 30

Si nous retranchons de ces produits la dépense en engrais, qui se chiffre pour les parcelles 2 et 3 à 52 fr. 50 à l'hectare, nous avons les chiffres suivants :

Produits en argent à l'hectare :

N° 1 Sans engrais	218.75
N° 2 Superphosphates	338.75
N° 3 Phosphates	325.80

Si nous comparons les parcelles 2 et 3 à la parcelle N° 1 témoin, nous trouvons que l'application de superphosphates est une bonne opération, puisqu'elle rapporte 120 fr. d'excédent à l'hectare, et que si l'on se sert de phosphates, l'excédent est encore de 117 fr. 05 à l'hectare.

Ces chiffres ne demandent pas de commentaires, mais il était utile de se demander si l'année suivante l'effet de ces engrais ne se ferait pas sentir. — En 1894-95, les parcelles N°s 2 et 3 n'ont rien reçu, mais la parcelle N° 1 a eu en septembre une couche de fumier. On a pesé les produits de la première coupe de 1895 que le retard apporté dans la publication de ce rapport nous permet de donner.

N° 1. Sans engrais,	2,500 kil. à 50 fr. les 1,000 kil.,	125
N° 2. Superphosphates,	2,265 kil. — —	113
N° 3. Phosphates,	2,900 kil. — —	145

On voit donc, que malgré l'état d'infériorité des parcelles 2 et 3, puisque la seule parcelle N° 1 avait reçu du fumier en automne dernier, la parcelle avec superphosphates rend presqu'autant que le témoin. Quant aux phosphates, on peut se rendre compte que leur action continue, puisque cette parcelle N° 3 fournit encore un excédent sérieux.

M. COEUGNET, à Flaumont

Une pâture de 52 ares a été divisée en 2 parties. Sur l'une on a mis 600 kilog. de phosphates, l'autre a été conservée comme témoin.

La 1re parcelle a fourni 1311 kilogr. de foin sec en 1re coupe soit 5244 kilog. à l'hectare.

La 2e parcelle a fourni 756 kilog. de foin sec en 1re coupe soit 3024 kilog. à l'hectare.

Il y a donc différence de 2220 kilog. à l'hectare en faveur de la parcelle au phosphate. Si on compte le foin à 50 fr. les 1000 kilog. l'excédent en poids fournit un excédent argent de 111 fr. ; les phosphates mis à haute dose ayant coûté 96 fr. à l'hectare, la dépense se trouve déjà plus que payée dès la 1ʳᵉ coupe, puisque l'excédent définitif est de 111—96 = 15 fr.

La seconde coupe n'a malheureusement pas été pesée, le regain ayant été pâturé, mais il est vraisemblable de penser que l'action des phosphates s'est continuée, et s'est même accentuée en 1895.

M. COLART, à Bas-Lieu.

Une pâture de 1 h. 50 a été divisée en 3 parcelles de 66 ares chacune.

La 1ʳᵉ servit de témoin et ne reçut rien.

La 2ᵉ reçut 630 kilog. de superphosphates soit une dépense de 52 fr. à 50 à l'hectare.

La 3ᵉ reçut 1000 kilog. de phosphates soit une dépense de 52 fr. 50 à l'hectare.

Les engrais ont été épandus le 25 décembre 1893.

Le gazon de la parcelle Nᵒ 2, fut, paraît-il, brûlé par les superphosphates, mais celui-ci dut se rétablir, puisque la 1ʳᵉ coupe donnait les résultats suivants :

Nᵒ 1 Témoin sans engrais...... 1 500 k. à l'hectare.
Nᵒ 2 Superphosphates... ..... 2.250 k.   id.
Nᵒ 3 Phosphates... ..,.... 1.600 k.   id.

La différence entre la parcelle avec phosphates et le témoin n'est pas grande, mais il est à supposer que ces engrais n'avaient pas commencé à agir, et si l'on avait coupé et pesé la seconde coupe, ainsi que celle de 1895, il n'est pas douteux que l'on aurait obtenu un excédent très avantageux.

M. Colart dans son rapport, nous dit que la parcelle aux superphosphates, la plus forte, n'a donné en somme qu'une demi récolte, tandis que les cultivateurs voisins qui ont mis du fumier ont obtenu 2/3 et 3/4 de récolte. Il entend donc comparer la fumure au fumier à celle aux phosphates, ce qui est une erreur, nous ne pourrions trop répéter que le peu de fumier que l'on a dans l'arrondissement d'Avesnes, est la fumure naturelle des pâtures, et que les engrais de commerce ne doivent que compléter l'action du fumier. L'action des engrais phosphatés ne nuit pas à celle du fumier, et réciproquement, et ces engrais ne sont destinés qu'à compléter le fumier. Si l'on avait mis de l'engrais de ferme sur la totalité de la pâture, nos phosphates et superphosphates auraient néanmoins montré leur action, et la récolte aurait probablement été très belle et avantageuse.

M. CROIX, à Saint-Amand.

M. Croix, professeur au collège de St-Amand, avait mis à notre disposition une prairie de 60 ares appartenant à une de ses parentes, pour y faire des expériences destinées à faire voir aux élèves du collège l'action des engrais sur une prairie, et la modification que ces engrais peuvent apporter dans la flore.

La prairie a été divisée en 10 parcelles de 6 ares qui ont reçu respectivement les engrais suivants :

	Phosphates.	Super-phosphates.	Chlorure de Potassium.	Nitrate.
1 Témoin..............				
2 Id.	60 k.	»	»	»
3 Id.	»	36 k.	»	»
4 Id.	»	»	12 k.	»
5 Id.	60	»	»	12 k.
6 Id.	»	36	»	12
7 Id.	60	»	12	»
8 Id.	»	36	12	»
9 Id.	60	»	12	12
10 Id.	»	36	12	12

Nous ne pensons mieux faire que de trancrire ici la plus grande partie de l'intéressant rapport qui nous a été adressé par M. Croix.

Les taupinières ayant été nivelées, l'engrais reçu le 29, a été semé le 30 mars pendant un temps très sec.

L'herbe a été légèrement brûlée par les superphosphates.

Le 5 avril, j'ai déterminé les mousses assez nombreuses en certaines parties du champ, principalement dans la partie Nord de la prairie, perpendiculairement aux parcelles ; cependant, la parcelle 7 en contenait un peu plus que les autres.

Le 6 avril, j'ai fait rouler la prairie ; le 10, il tombe une pluie de 6^{mm}. il n'avait pas plu depuis le 16 mars. Le 14, l'herbe commence à verdir. L'influence des engrais sur les parcelles 2, 3, 4 paraît nulle, elle est sensible sur la parcelle 5, plus sensible sur 6, très sensible sur 7, 8, 9, et surtout sur 10. Quelques pissenlits sont en fleurs.

Le 20, les différences dans la végétation sur les différentes parcelles ne font que s'accentuer.

Le 29, les différences sont encore augmentées par la pluie du 27 qui a été de 9^{mm}. Les autres pluies du mois d'avril ont été très faibles, puisque la quantité d'eau tombée dans ce mois n'a été que de $21^{mm}5$.

Après le 24 mai, la végétation devient très vigoureuse dans les parcelles 10, 9, 8, 6, vigoureuse dans 7, 5, 4, 3, 2 mais en décroissant de 7 à 2 ; la différence entre 2 et 1 n'est pas très appréciable. Les légumineuses et les plantains sont en fleurs. La floraison des graminées commence.

Les légumineuses des champs étaient :	Les graminées étaient :
Treffle blanc (repens).	Phléole des prés.
Trèfle des prés.	Canche flexueuse.
Trèfle jaune.	Houlque laineuse.
Trèfle filiforme jaune.	Ivraie vivace.
Vesce cracca.	Vulpin des prés.
Vesce pourprée.	Fromental.
Minette.	Flouve odorante.
Anthyllide vulnéraire.	Paturin des prés.
	Brôme mou.
	Dactyle pelotonné.
	Chiendent.
	Fetuque Durette.

Plantes d'autres familles :	
Veronique officinale.	Lychnis, fleurs de coucou.
Renoncule acre.	Plantain lancéolé.
Marguerite vulgaire.	Pissenlit.
Paquerette vivace.	Laiteron des champs.
Campanule.	Salsifis majeur.
Silène noctiflore.	Chardon penché.
Petite oseille.	Centaurée jacée.
Oseille.	Rumex crépu.

Les graminées qui ont le moins souffert de la grande sécheresse du printemps sont :

Fléole des prés ⎱ Ces deux plantes ont pris sous l'influence
Houlque laineuse ⎰ des engrais un très grand développement.

Brome des prés.

Fromental.

Flouve odorante ⎱ ont souffert et pris peu de développement.
Agrostis ⎰

Les légumineuses ont résisté à la sécheresse. Les engrais leur ont communiqué une végétation très vigoureuse, et, ces plantes ont immédiatement, grâce à leurs racines adventives, occupé une plus grande surface. Le regain était beaucoup plus riche en légumineuses que le foin, et plus pauvre en rumex.

Après les pluies de la première moitié du mois de juin (11 jours donnant un total de 74^{mm}5), la quantité de foin a augmenté rapidement.

On a fauché la prairie le 27, et le foin a été pesé et voituré le 5 juillet.

Les rendements sont indiqués au tableau que l'on trouvera plus loin.

La quantité totale de pluie tombée sur les engrais a été :

Mars. 0
Avril. . . . . . . 21^{mm}5
Mai . . . . 53^{mm}
Juin (jusqu'au 27). . 76^{mm}2
Total. . 150^{mm}7

La quantité de pluie tombée sur le regain jusqu'au fauchage a été de :

Juin 0
Juillet. . . . . 89 $^{m}/_{m}$ 3
Août . . . . 34 $^{m}/_{m}$ 1
Septembre (jusqu'au 15). . . . . . 20 $^{m}/_{m}$ 2
Total. . . . . 143 $^{m}/^{m}$ 6

Quelques jours avant le fauchage les différences entre les parcelles paraissaient moins visibles pour le regain que pour le foin; l'influence du nitrate, grande sur le foin, s'est fait moins sentir sur le regain.

Le regain fauché le 15 septembre, a été pesé le 21 et voituré le 22. Les rendements se trouvent dans le tableau suivant :

N°s des parcelles	ENGRAIS (doses à l'hectare)	Graminées	%	Légumineuses	%/₀	PLANTES DIVERSES DOMINANTES %	Foin	Regain	Total
							kil.	kil.	kil.
1	Témoin.	Houlque laineuse .... Fromental .... Dactyle et Brome	50 5 2	Minette .... Vesce	20 6	Plantain .... 20 Laiteron, fleuve, marguerite, pâquerette, agrostis, campanule, salsifis, rumex, millepertuis, carelle, silène chardon fauxque......	1.725	1.866	3.590
2	Phosphates...... 1.000 k.	Houlque laineuse .... Fromental, fleuve, Brome, etc.	40	Minette .... Vesce	40 4	Plantain .... 14 Laiteron, cenelle, lychnis coucou, véronique, millepertuis, rumex, daucus, saïdis, agrostis.........	1.918	2.000	3.918
3	Superphosphates 600 k.	Houlque laineuse .... Fromental .... Fleuve .... Brome	60	Vesce .... Minette	4 30	Plantain .... 4 Laiteron, stipa capillata, rumex crépu, salsifis, rumex oseille, vulpin, avoine élevée, marguerite, millepertuis.	2.000	1.915	3.976
4	Chlorure de Potassium .... 200 k.	Houlque laineuse .... Vulpin .... Fleuve .... Brome	80	Minette .... Vesce	15 4	Plantain .... 1 Paturin des prés, chardons, brome dressé, avoine élevée, rumex crépu, rumex oseille, marguerite......	1.788	2.300	4.088
5	Phosphates...... 1.000 k. Nitrate ... . 200 k.	Houlque laineuse .... Fléole .... Vulpin Brôme	55	Minette .... Vesce	4 0.5	Plantain, chardon, rumex crépu, rumex oseille phléole, dactyle, marguerite.........	3.850	1.883	5.081
6	Superphosphates. 600 k. Nitrate ... . 200 k.	Houlque laineuse .... Vulpin, fleuve	94 0.5	Minette .... Vesce .... Trèfle blanc	3 0.5 0.5	Dactyle pelotonné, chardons, phléole, rumex crépu, marguerite vulgaire, trèfle rouge, trèfle jaune, vesce, plantain...	4.125	2.466	6.591
7	Phosphates...... 1.000 k. Chlorure de Potassium... 200 k.	Houlque laineuse .... Vulpin	54 1	Minette .... Trèfle blanc	44 1	Potauge durette, trèfle jaune, rumex crépu, marguerite, vesce, plantain......	2.100	2.292	4.392
8	Superphosphates. 600 k. Chlorure de Potassium... 200 k.	Houlque laineuse .... Vulpin	54 0.5	Minette .... Trèfle blanc	43 2	Trèfle jaune, cenelle, phléole, rumex crépu, trèfle pourpre, vulpin, vesce, plantain	2.250	2.808	5.058
9	Phosphates...... 1.000 k. Chl. f.de Potassium 200 k. Nitrate .... 200 k.	Houlque laineuse .... Vulpin	51 0.5	Minette............... Trèfle blanc........... Trèfle rouge...........	43 0.5 0.5	Trèfle jaune, phléole des prés, rumex crépu, trèfle pourpre, vesce, jaode...	4.280	2.900	7.180
10	Superphosphates 600 k. Chlor.de Potassium 200 k. Nitrate .... 200 k.	Houlque laineuse .... Vulpin	60 0.5	Minette............... Trèfle blanc........... Trèfle rouge...........	38 1.5 0.5	Phléole, trèfle jaune, rumex crépu, chardon, chiendent, vulpin, vesce, plantain, jaode...	4.060	2.833	7.783

(1) Dans les regains, on peut doubler et même tripler les proportions des trèfles, et augmenter au moins de moitié les proportions de la minette.

M. DUBOIS, Oscar, à Obrechies.

Une pâture de 50 ares a été divisée en 2 parties égales.
La 1re, témoin, n'a rien reçu.
Sur la seconde on a épandu le 20 avril 300 k. de phosphates
du Cambrésis

La 1re coupe a donné : 2.460 kil. à l'hectare sur la parcelle aux phosphates
         »   2.080 kil.   »   témoin.
La seconde coupe   2 880 kil.   »   aux phosphates
         »   1.720 kil.   »   témoin.
Soit un total de.........5.340 kil. de foin sur la parcelle phosphatié.
          3.800 kil.   »   témoin.

La différence est de 1.540 kil. en faveur de la parcelle qui a
reçu des phosphates. Si nous comptons le foin à 50 fr. les 1.000 k.,
cet excédent est de 77 fr. La dépense en engrais étant de 48 fr.,
l'excédent de produit en faveur de la parcelle à phosphates est donc
de 29 fr.
Nous pouvons croire en outre, que la récolte de 1895 donnera
une différence au moins aussi grande en faveur de cette parcelle.

DUTREMÉE Victor, à Obrechies.

Une pâture de 60 ares fut divisée en deux parcelles égales de
30 ares chacune.
La 1re ne reçut aucun engrais.

La deuxième reçut 500 kilog. de phosphates du Cambrésis, qui
furent épandus le 15 janvier.
Les résultats des deux coupes furent les suivants :

	Fumure témoin		Parcelle aux phosphates	
	par parcelle.	par hectare.	par parcelle.	par hectare.
1re coupe	630	2.100	679	2.063
2e coupe................	455	1.513	490	1.633
		3.613		3.696

Des chiffres ci-dessus, il ressort que la parcelle qui a reçu des phosphates a produit 83 kil. de plus en deux coupes que la parcelle témoin ; c'est-à-dire pour 4 fr. 15 de foin en plus. La dépense de la seconde parcelle étant de 50 fr., l'application de phosphates ne semblerait pas avantageuse si nous ne savions que l'action de ces engrais est encore sensible et certaine la seconde année.

M. GHILLET, à Floyon.

La pâture que M. Ghillet avait mise à notre disposition avait une contenance de 84 ares, que nous avons divisée en 5 parcelles de 16 ares 80.

1re parcelle, sans engrais.

2e » fumier de tourbes.

3e » scories 200 kilog. (52 fr. 50).

4e » superphosphates, 165 kilog. (52 fr. 50 à l'hectare).

5e » phosphates 255 kilog. (52 fr. 50 à l'hectare).

L'épandage des engrais eut lieu fin janvier. Le fumier de la parcelle N° 2 fut épandu dans les premiers jours de mars.

Voici les résultats donnés par la 1re coupe :

Nos 1 sans engrais   793 kilog.

2 fumier   1,014

3 scories   924

4 superphosphates   894

5 phosphates   890

La seconde coupe n'a pas été pesée, et M. Ghillet pense que si elle l'avait été, la parcelle au fumier aurait occupé le 1er rang, laissant les trois engrais phosphatés venir ensuite et la parcelle sans engrais en dernier lieu.

Nous ne pouvons répéter ici que ce que nous avons dit en parlant de l'expérience de M. Colart. L'action du fumier ne peut se comparer à celle des engrais phosphatés, pas plus que ces derniers engrais ne pourraient se comparer à un engrais quelconque renfermant de l'azote.

Nous devons considérer les engrais phosphatés comme complémentaires du fumier, et notre but, qui était de savoir si les engrais phosphatés peuvent être avantageux, nous semble suffisamment atteint, d'autant plus qu'il est vraisemblable que comme ailleurs, leur action se continue les années suivantes.

Il resterait encore à examiner si ces engrais n'ont pas agi par la chaux qu'ils contiennent. Dans ce cas, on arriverait probablement à de bons résultats en employant la chaux ou le plâtre. C'est ce que des essais ultérieurs pourront nous prouver.

M. HUART, à Cerfontaine.

M. Huart avait fait un essai d'engrais phosphatés sur une pâture de 60 ares, mais aucun chiffre ne nous a été transmis.

M. LECAT, à Cerfontaine.

La pâture de M. Lecat est d'une contenance de 35 ares 10; nous y avons fait trois parcelles de 11 ares 70 chacune.

La 1re n'a reçu aucun engrais.

La 2e 954 kil. de superphosphates à l'hectare (52 fr. 50 à l'hectare).

La 3e 1,500 kil. de phosphates à l'hectare (52 fr. 50 à l'hectare).

Les engrais ont été épandus le 21 décembre.

La 1re coupe donnaït les résultats suivants :

Nos 1 Sans engrais, 240 kil.

2 Superphosphates, 272 kil.

3 Phosphates, 264 kil.

Le regain a été également fauché et pesé. Il contenait une bien plus forte proportion de légumineuses, ce qui arrive presque toujours dans le cas d'application d'engrais potassiques, phosphatés, ou même calcaires quand le sol manque de chaux.

Nos 1 Sans engrais, 235 kil.

2 Superphosphates, 244 kil.

3 Phosphates, 236 kil.

Il n'est pas nécessaire de calculer le bénéfice que l'on a pu retirer de l'application des engrais phosphatés, car il est évidemment négatif l'excédent fourni n'étant pas suffisant pour compenser les dépenses. Il est regrettable que les pesées des parcelles à engrais phosphatés ne soient pas continuées plusieurs années ; ce n'est qu'a cette condition que l'on pourrait se rendre compte de l'action bienfaisante de ces matières fertilisantes, qui ne peuvent, vu leur nature donner tout leur effet dès la première année.

M. LECLERQ, à Sains-du-Nord.

M. Leclercq avait épandu, suivant nos instructions, des engrais phosphatés sur une pâture de 1 hectare. La pâture en question n'a pas été fauchée.

M. MAIRESSE. à Rainsars.

M. Mairesse avait divisé une pâture de 42 ares en 4 parcelles de 10 a. 50 l'une, qui avaient reçu :

N° 1   témoin, aucun engrais ;
N° 2   650 kilog. de superphosphates, à l'hectare;
N° 3   { 225 kilog. superphosphates et 15,000 kilog. fumier court ;
N° 4   30,000 kilog. fumier.

Le fumier a été épandu sur les parcelles 3 et 4 le 13 avril et les superphosphates sur les parcelles 2 et 3 le 18 du même mois.

La première coupe a été faite le 4 juillet , elle a donné les résultats suivants :

N° 1.   Sans engrais,   4,650 kil. à l'hectare
N° 2.   Superphosphates   5.790   —
N° 3.   Superphosphates et fumier, 5,340   —
N° 4.   Fumier,   6,550   —

La deuxième coupe n'a pas été pesée.

Nous ne savons à quoi attribuer le peu d'action des engrais, mais il est probable que les superphosphates ayant été épandus très tard, et la sécheresse s'étant prolongée presque jusqu'à la récolte, la plus grande partie des principes utiles n'a pu être mise à la disposition des plantes ; il arrive même souvent, que lorsqu'on applique des superphosphates tard sur les prairies, l'herbe est plus ou moins brûlée ; elle ne reprend qu'au bout d'un certain temps, et ce temps est d'autant plus long qu'il y a moins de pluie. Si dans la première quinzaine de Juillet on a pu retrouver des agglomérations de superphosphates non dissoutes, on ne peut être étonné du peu d'action de cet engrais.

M. C. THOMAS, à Cerfontaine.

Dans une prairie de 60 ares on avait piqueté 2 parcelles de 30 ares dont l'une avait reçu des phosphates. — L'herbe manquant aux animaux de M. Thomas, il a cru pouvoir faire pâturer la prairie, et ne nous a donné aucun renseignement sur les résultats de l'essai.

8

TABLE DES MATIÈRES

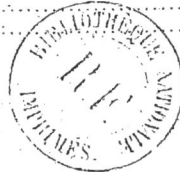

www.ingramcontent.com/pod-product-compliance
Lightning Source LLC
Chambersburg PA
CBHW071201200326
41519CB00018B/5311